JN016299

松山赤十字病院　牧野 英記 著

伝わる カルテ

Before & Afterで

書き方の
コツがわかる

じほう

はじめに

　私は毎年５月頃，当院の１年目の初期研修医を対象に「カルテの書き方」のレクチャーをしています。

　ちょうどカルテの記載に迷う時期なのか，「すごくわかりやすかった」と言ってもらえることもあり，実際，研修医の皆さんのカルテもレクチャー前よりわかりやすくなったかなと思うので，多少は役立っているのかなと考えています。

　なぜ呼吸器内科医である私が「カルテの書き方」の本を書くようになったのか，不思議に思う先生もいるかもしれません。私自身，もともとカルテの書き方に興味があったわけではなく，これまで誰かに系統立てて教えてもらったこともなく，何となくカルテを書いていました。

　一方で長年，臨床研修病院に勤務していたため，研修医の先生と接する機会が多く，おのずと彼らのカルテを見ることが多くなりました。毎年見ていると，１年目の研修医の先生は，特に４〜５月頃は新しい環境に対応するのが手一杯で，カルテの書き方はお世辞にもいいとは言いがたい状況です。

　しかし，少しコツを伝えるとびっくりするくらい成長したカルテになり，とても驚かされます。このようなことを繰り返すうちに，最初から最低限のことを伝えておけば，研修医の先生も，それを指導する各科の指導医の先生も助かるんじゃないかと考えるようになりました。

　そこで，自分なりに勉強してカルテの書き方のコツを伝えるようになり，院内でもレクチャーをする機会をいただき，それを病院のHPにも載せるようになったところ，じほうの吉岡さんからメールをいただきました。正直，最初は半信半疑でしたが，「自分の病院の研修医だけでなく，全国の研修医にも同じように迷える子羊たちがいるのではないか（笑）。そういう人たちの役に立てるなら本望だ」と思い，思い切ってお話を受けることにしました。

　お話をいただいたのが2021年６月で，コロナ禍の真っ只中でした。呼吸器内科はコロナ診療の最前線で戦っていましたので，コロナの波が下火になったら原稿を書く，流行してきたらお休みということを繰り返していたため，完成までに１年８カ月という期間がかかってしまいました。この間，辛抱強く原稿を待っていただき，的確なアドバイスをいただいた編集部の吉岡さん，高山さんにはこの場を借りて深謝申し上げます。

　また，仕事中心でただでさえ家族で過ごす時間が少ないうえに，書斎にこもりがちになった私に，時に厳しく，時に優しく寄り添ってくれた妻にも感謝しています。

　研修医向けの本を書くにあたり，研修医からのフィードバックをもらうことは必要不可欠でした。原稿全般にわたって，研修医目線での率直かつ的確な意見をくれた平山龍太郎先生（本書に登場するイラストは彼がモデルです），外科領域の「継ぎ足しカルテ」のキーワードをくれた奈路田悠桃先生，その他にも意見をいただいた松山赤十字病院の

研修医の先生のサポートなしには，真に研修医の求める内容にはならなかったと思います。この場を借りてお礼を申し上げます。

　本書は一般論だけでなく，できる限り具体例を挙げ（Before & After，説明文書，研修医がカルテをうまく書けない理由など），現場ですぐに使ってもらえるように配慮しました。また，IC（インフォームドコンセント）記録では，現場の空気感も伝えられるように踏み込んで記載しました。これらは他書にない本書の特徴だと自負しています。

　さらにコラムでは，カルテにまつわるよもやま話に加え，勉強する機会が少ないレセプトの仕組み，コロナ禍で変わった医療制度など，Updateした内容を盛り込みました。

　文章としての一貫性を保つため，筆者のみで作成したため，すべての分野をカバーできていなかったり偏りがあったりするかもしれません。読者諸氏からのご批判を仰ぎたいと思います。

　本書は，研修医の皆さんが"カルテの書き方で無用な苦労をすることなく，楽しい研修生活を送ってもらえたらいいな"という思いで書いた，研修医目線の「カルテの書き方」に関する本です。また，指導医の先生方にとっても，研修医指導のお役に立てていただける書籍だと考えています。

　肩肘張らず，気軽な気持ちで読んでいただければ嬉しいです。

2023年2月

松山赤十字病院

牧野　英記

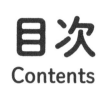

目次
Contents

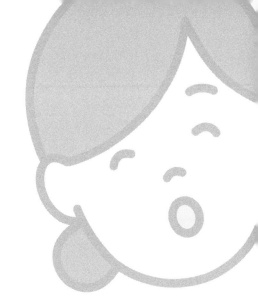

これがカルテ・サマリーの実践的記載例！

カルテの書き方 はじめの一歩

▌皆さんは「カルテの書き方」の レクチャーを受けたことはありますか？

　読者のなかには「良い指導医の先生に恵まれて，熱心に指導してもらった」という人もいるかもしれません。一方で，「あんまりやり方がよくわからない」「指導医の先生によって書き方が全然違うので，何が正しいのか困惑している」という人も多いのではないでしょうか。

　実際，診療科を変わるたびにカメレオンのように書き方が変わり，まだまだ自分の書き方が確立していないのだなと思わせる研修医のカルテに遭遇することはよくあります。

　カルテの書き方に唯一無二のやり方があるわけではありません。外科系・内科系での違いや，医師個人によっても大きく異なりますから，それはそれでいいと思います。指導医自身もそれまでの経験や他の人の影響を受けて，最終的に自分なりのやり方を見つけてきたのですから。

　しかし，書き方がよくわからないまま知らず知らずのうちに時が過ぎ，今度は下の学年が入ってくると，医学のことだけでなくカルテの書き方まで質問を受けることがあるかもしれません。そんなときに困らないよう，なるべく早く最低限のマナーやオーソドックスなやり方を身につけ，自分なりの形を作ってもらえるといいなと思います。

医学部ではどうだった？

　医学生のときにカルテの書き方に関してどのような教育を受けたのか，私の周りの研修医に聞いてみると，「学生のときはSOAPなどを教えてもらったが，実際に書く機会はそれほどなかった」「医学の勉強で頭がいっぱいで，カルテの書き方まで深く考えていなかった」という人が多いです。

　『医学教育モデル・コア・カリキュラム』[1]では，診療録（カルテ）について，「適切に患者の情報を収集し，問題志向型医療記録を作成できる」との目標が記載されています（問題志向型医療記録はLesson 3で触れます）。さらにカルテの書き方や電子カルテ

の使い方などにも言及されています。

また，研修医になると今度は『医師臨床研修指導ガイドライン』[2]に従い，「医療関連行為の理解と実習」としてカルテ記載，保険診療，診断書作成についてのオリエンテーションを受けるはずです。

とはいえ，「言うは易く行うは難し」で，オリエンテーションなどで学んだカルテの書き方をすぐに実践できるかというと難しいと思います。全員が全員，カルテの書き方を熱心に教えてくれる先生の下で研修を受けるというのも現実的ではないでしょう。

しかし，カルテの記載は診療科を問わず毎日行う診療行為ですから，本書を通じてカルテのより良い書き方を身につけましょう。

■ そもそもカルテとは？

カルテの語源はドイツ語（Karte）ですが，ドイツでは「カード」という意味で使われているようです。日本では「診療録」という用語が該当します。

一方で「診療記録」という言葉もあります。診療記録はカルテである診療録のほかに以下の記録が含まれますが，医療現場ではこれらを厳密に区別していない場合もあります。

- カルテ（診療録）
- 処方箋
- 手術記録
- 看護記録
- 検査所見記録
- X線写真
- 紹介状
- 退院した患者に係る入院期間中の診療経過の要約その他の診療の過程で患者の身体状況，病状，治療等について作成，記録又は保存された書類，画像等の記録

〔厚生労働省「診療情報等の提供等に関する指針」（平成15年 9 月12日医政発第0912001号）より〕

また海外では，手術記録，看護記録，検査結果，画像検査などを含んだ表現として，「medical record」という言葉が使用されています。

なぜカルテを記載するのか？

1. 診療が行われた証拠として残すため

　医師法第24条には，「医師は，診療をしたときは，遅滞なく診療に関する事項を診療録に記載しなければならない」と書かれています。研修医の皆さんにはピンとこないかもしれませんが，カルテは，保険医として診療報酬を請求する医療行為の根拠になるとともに，患者さんが入院保険金などを請求する際の証拠になります。皆さんがきちんとカルテを書くことは，病院や患者さんの役に立っているわけですね。

　さらに，外部から診療録の開示を求められたり，医療過誤などの訴訟の対象となったりしたときに，自身の医療行為が適切であったことを証明する根拠の一つとなります。したがって，普段から事実に基づいて正確な言葉を用いて記載するよう心がける必要があります。そのためには，カルテを書く前には少し背筋を伸ばし，誤字・脱字がないように注意することはもちろん，普段の会話で使うような砕けた言葉を用いるのではなく，「公的文書だ」という意識をもって記載してほしいと思います。

　また，医師法第20条には，「医師は，自ら診察しないで治療をし，もしくは診断書もしくは処方せんを交付（中略）してはならない」とあります。何らかの事情で薬の処方を求められた（足りない薬を代理で出すとか，知っている先生からお願いされたとか）場合は，簡単でもいいのでカルテにその理由を記載してください。

2. 良き診療を行うため

　診療の経過を記録として残すことで，主治医以外の医師がカルテを見る場合でも患者さんの医療の継続性が保たれます。患者さんの容体が急に悪化したときに，別の医師もカルテから情報を共有できれば適切な対応ができます。

　研修医の皆さんは，カルテの記載で指導を受けたことが少なからずあるでしょう。指導医はカルテを読むことで担当医の考えを知ることができ，また研修医は指導医からの適切なフィードバック（audit：監査）を得られます。カルテの熱量というのも読み手に伝わってきますので，一生懸命患者さんと向き合っている医師であればカルテからもその姿勢を窺うことができます。

　また，当然のことながらカルテは医師だけのものではありません。電子カルテの時代，いまは看護師や薬剤師，ドクターアシスタントや事務を含めたすべてのメディカルスタッフがカルテを読むことができます。

　皆さんも毎朝カルテを開いたときに，夜間に患者さんがどのような状態であったのか，看護記録を見て情報収集をしますよね。患者さんは，医師には遠慮して言わないことでも看護師には本音で話してくれることがあります。特に夜間不安なときなどにポロっと

出た言葉から患者さんの本当の気持ちや痛み，心配事を知ることができます。研修医は指導医よりも患者さんに近い存在だと思いますので，患者さんが本音を話したくなるような存在になってほしいと思います。

　話がややそれましたが，メディカルスタッフのすべてが正しい情報を共有すれば，より選択肢が広がりベストプラクティスにつながります。独りよがりにならないよう，自分が書いたカルテはみんなに共有されていることを常に意識して記載すれば，大きく間違うことはないでしょう。

3．その他の目的

　カルテは臨床研究の資料にも使用されます。また，医学生のときを思い出してください。実習の際はカルテを見て情報収集したりカルテに記載したりして，医療現場の雰囲気を感じ取っていたのではないでしょうか？　このように，カルテは医学教育の資料（クリニカル・クラークシップ）として使用されることもあります。

カルテ記載で絶対やってはいけないこと

　カルテは公的文書ですから，上述したように客観的事実に則して，医学的知識をもとに正しい日本語を用いて，記載ミスのない，カルテ開示に耐えうる記載を普段から心がけることが重要です。

　そのうえで，カルテの記載でやってはいけないことがあります[3]。

コラム1

届け出義務がある書類

　カルテそのものではありませんが，医師の届け出義務というのはご存知ですか？　そう，結核や新型コロナウイルス感染症などの感染症の届け出書類などが該当します。

　特に結核の書類はいくつかあるため，まずどれを書いたらいいかわからない，どこまで書いていいかわからない，それでいて診断後直ちに出さないといけないということで，初めて記載するときは正直困ります。

　行政がWebサイトで公表している記載例（例えば「山口県」「結核」「記載例」で検索すると見つかります）などを参考に，できれば指導医の先生に教えてもらいながら書いてみましょう。もちろん，カルテを参考に書くわけですから，カルテに根拠がきちんと記載されていることが前提です。

　まず，他の医師の判断や治療内容に関して，医療過誤と誤解されかねない批判的な記載は避けましょう。後から考えたらこちらの治療のほうがよかったかも，ということはあるかもしれませんが，「後医は名医」ですから，順番が逆なら同じことになった可能性もあります。前医の判断が結果として良くなかったとしても，カルテ上であからさまに批判するような記載はやめましょう。

　同様に，他のメディカルスタッフに対する偏見・憶測・人格攻撃と捉えられるような書き方やネガティブな感情表現もやめましょう。

　カルテの改ざんはもちろんしてはいけません。刑罰の対象になるばかりか，患者さん，ご家族，裁判所の信頼を踏みにじることになります。電子カルテは変更履歴が残るので，都合の良いようにカルテを書き換えても全部明らかになります。

　その一方，カルテの記載は正確にすることが求められているので，後で間違いに気づいて修正したい，あるいは修正するように指導医の先生に指摘されることもあります。この場合は，■月●日のカルテはこういう理由（誤字，書き間違い，判断ミスなど）のために内容に誤りがあるので追記・訂正すると記載すればよいです。一般的には診療から1〜2日以内で，特にトラブルが発生していない状況であれば追記・訂正は問題ないと考えられています（追記・訂正についてはLesson 4，p. 27も参照）。

　それから，もし，後々ややこしい話になりそうだという予感がしたら，カルテはいつも以上に丁寧に記載しましょう。例えば患者さんやご家族とのやり取りで，普段ならカルテに記載するほどではないことでも，言った言わないにならないように正しい事実（質疑応答を含めて）を記憶の新しいうちに丁寧に記載しましょう。

　もちろん，自分の都合の良いように事実を捻じ曲げてはいけません。

コラム 2

カルテは個人情報の塊。取り扱いに注意！

　刑法第134条第1項で「医師，薬剤師，医薬品販売業者，助産師，弁護士，弁護人，公証人又はこれらの職にあった者が，正当な理由がないのに，その業務上取り扱ったことについて知り得た人の秘密を漏らしたときは，6月以下の懲役又は10万円以下の罰金に処する」とされていることはご存知ですね。

　最近は保険会社から診療内容に関して問い合わせがある場合，患者本人の同意書が添付されるようになりました。こうやってきちんと手続きが踏まれた場合は診療情報を伝える必要がありますが，担当者に直接話をする場合などは（最近は少なくなりましたが），相手の名刺などを確認し，説明した内容をきちんと記載しておきましょう。

　なお，電話で家族を名乗る人から患者本人の病状説明を求められた場合，一度も会ったことのない相手に対しては不用意に説明するのを避けましょう。直接病院に来てもらって話をするのが一番いいのですが，どうしても難しい場合は患者

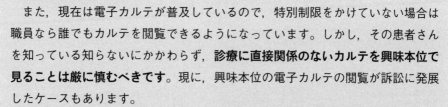

さんの携帯で相手に連絡してもらって説明するのも一つの方法です。

　また，現在は電子カルテが普及しているので，特別制限をかけていない場合は職員なら誰でもカルテを閲覧できるようになっています。しかし，その患者さんを知っている知らないにかかわらず，**診療に直接関係のないカルテを興味本位で見ることは厳に慎むべきです**。現に，興味本位の電子カルテの閲覧が訴訟に発展したケースもあります。

　患者さんにはプライバシーがあり，無関係の人には見られたくないと思っていますし，法律でも保護されています。特に新型コロナウイルス感染症など，誰が誰にうつしたとかどこに行ったとか，カルテから個人的な内容を見たりそれを他の人に話したりすることは，診療に必要な場合を除いてはあってはなりません。

　電子カルテの閲覧記録はアクセスログとして記録に残っていますから，病院の情報倫理上の規約に基づいて，その理由を問われることもあります。

引用文献

1）文部科学省モデル・コア・カリキュラム改訂に関する連絡調整委員会：医学教育モデル・コア・カリキュラム令和4年度改訂版．p42，2022
2）厚生労働省：医師臨床研修指導ガイドライン2020年度版（2020年3月一部改訂）．p9，2020
3）吉村長久，他：トラブルを未然に防ぐカルテの書き方．医学書院，p5，2022

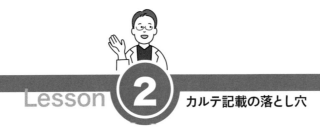

あなたがカルテを
うまく書けない4つの理由

　ここでは，実際に皆さんのカルテを見直してみましょう。自分のカルテを見て「うーん，なんかいま一つだな……」と思う人も多いのではないでしょうか？　でも，自分ではどこをどう改良すればいいのかわからないですよね。

　いままで数多くの研修医のカルテを見てきましたが，書いた本人の悩みが伝わってくるもの，努力が窺えるもの，思わず笑ってしまうものなど，本当にさまざまでした。そうしたカルテに目を通しているうちに，うまく書けていないカルテにはいくつかのパターンがあることに気がつきました。皆さんのカルテはどのタイプに当てはまるでしょうか？

Aタイプ：記載の仕方がわからない／誤りがある（SOAPの記載方法など）
Bタイプ：記載量が多すぎる／時間がかかりすぎる
Cタイプ：誤字・脱字がある／正しい言葉が使えていない
Dタイプ：コピペカルテになっている

▍Aタイプ：記載の仕方がわからない／誤りがある

　Aタイプは，一度は誰もが経験するのではないかと思います。

　例えば，①主訴は単語にするのか，それともできるだけ患者さんの言葉を使うのか，②A（Assessment）とP（Plan）は分けて記載するのかまとめたほうがよいのか，③プロブレムが多い患者さんはどのようにまとめるのがよいのかなど，細かい悩みを含めるとほとんどの人が該当するのではないでしょうか？

　この本を読み終えたとき，その悩みが少しでも解消され，皆さんの診療に活かされることを期待しています。

■Bタイプ：記載量が多すぎる／時間がかかりすぎる

　Bタイプは真面目な人に多い印象です。物事に真剣に取り組んでいるからこそ記載量も多くなるし，丁寧にすればするほど時間もかかるのは仕方ないことですが，それもTPOによります。

　例えば救急現場やたくさんの患者さんを診る必要があるときに一人のカルテに延々と時間をかけていたら，残りの患者さんに不利益が生じるかもしれないし，他の人の仕事量を増やすかもしれません。カルテの記載が多くなると読むほうも大変です。

　電子カルテではひな形を活用している人も多いと思いますが，それに加えて常に優先順位を考え，すぐするべきことと後からゆっくりやってもいいことを分けましょう。

　もっとも，時とともに経験や知識が増えるとパターンがわかってくるので，今日よりも明日，明日よりも明後日と，だんだんうまく書けるようになります。悲観する必要はありません。

　まずは自分のペースで，でも時には周りの人のやり方を取り入れて気長にやってみましょう。あとは，カルテ記載や疾患の予習をやっておくと時間の短縮になると思います。何事も準備が肝心です。

■Cタイプ：誤字・脱字がある／正しい言葉が使えていない

　Cタイプの人も少なからずいます。もちろん人間ですから間違いはつきものですが，少し気をつけるだけでかなりのミスを減らすことができます。詳しく見てみましょう。

１ 確認を怠らないように

　例えば初回のカルテ記載をもとに経過記録を作成した場合などに，最初に間違えると毎日間違ったまま更新されることになります。電子カルテでは指導医の承認が求められることも多くなってきたので，誤記載があると指導医の責任も生じてしまいます。多忙な日常業務のなかで指導医がすべてのカルテを詳細にチェックするのは至難の業ですから，研修医の皆さんには，指導医の負担を減らすという意味でも記載内容を必ず確認してください（そうしてくれるとホントに助かります(^^)/）。

　ただし，自分では自分の間違いになかなか気づかないものです。そこでお勧めは，同期や相談しやすい先輩に，第三者の目線でカルテを見てもらうことです。ついでに軽くプレゼンをして，プレゼンの評価も受けてみましょう。間違いが減るうえにプレゼンがうまくなり，さらには指導医の負担も軽くなる。なんて素晴らしいことでしょう！

2 略語はフルタームで書こう

用語については，知らない言葉や略語があったら必ず自分で確認することを習慣づけましょう。そして，知らない英語の略語を見たら，この際フルタームを併記して自分のボキャブラリーを増やしちゃいましょう。毎日カルテでフルタームを見ていれば，無理しなくても自然に覚えちゃいますよ。

皆さんのなかには，実は英語が苦手で……という人もいるかもしれません。しかし，医学をやっていくうえで英語は克服しなくてはいけない分野ですから，普段からトレーニングを兼ねてフルタームに挑戦してみませんか？

3 正しい言葉・日本語を使う

あとは，正しい言葉が使えていないという場合もあります。言いたいことはあるのにうまく表現できず，結果として文章や説明が冗長になってしまうという経験は誰しもあると思います。指導医から「つまり○○ってことですね」と言われて，「そう，それそれ！」と感じたことはありませんか？　こういうとき，指導医から言われたことや教科書を読んで良いキーワード・フレーズだと思うことをメモしておきましょう！

また，これはジェネレーションギャップかもしれませんが，「てにをは」，つまり助詞がなくてわかりにくいことがあります。間違っているわけではないですし，細かいことをガミガミ言うつもりはまったくないので誤解しないでほしいのですが，カルテ記載では普段よりほんの少しかしこまって，正しい日本語を使うように心がけてください。

これから皆さんは，学会発表や論文を書く機会が増えると思います。普段から正しい日本語を意識していれば，少なくとも日本語で苦労することは減ると思います。「でも，そんなこといっても簡単にできるわけないじゃん」という人もたくさんいるでしょう。でもご心配なく。表現方法に迷ったときは，Google先生に「言い回し」を聞いてみると案外簡単にわかることがありますよ。

4 医学的な言い回しに慣れる

少しやっかいなのは医学独特の言い回しです。「●●に矛盾しない」なんて表現，普段の会話じゃ使いませんよね。しかし医学の分野だと，「AはBとして矛盾しない所見です」（英語だと compatible with）という言い方をすることがよくあります。

皆さんもたまに（？）食べるハーゲンダッツのアイスクリームがあるとします（おいしいですよね！　でもちょっと高いからいつもは食べられない…人が多いはず）。これを食べて，素直に「ハーゲンダッツのアイスクリームはおいしい」というのが普通の言い方ですが，医学的に言うと「このアイスクリームはハーゲンダッツとして矛盾しない味だ」となります。さらに根拠をもって言うと，「このアイスクリームは甘味と塩味のバランスがとれた，なめらかでコクのある味で，ハーゲンダッツの味として矛盾しないうえに，包装がハーゲンダッツの袋であることから，ハーゲンダッツの正規品と判断した」

となります。

　だいぶ脱線しましたが，これは慣れるしかありません。

■Dタイプ：コピペカルテになっている

　Dタイプは最近見かけることが多いです。コピペにはいくつかパターンがあって，自分のカルテをコピペ（経過記録に多い）するのはまぁよいとして，他人のカルテをコピペ（救急記録や初診記録に多い）している人が結構います。

　もちろん，救急であればそのときの初診医にしかわからないことはあるでしょうし，初診記録について，既往歴や家族歴など一度聴取した情報を改めて患者さんに聞くのは失礼にあたる場合もあるかと思います。

　しかし，コピーしたカルテの内容では患者情報が抜けていたり身体所見の取り方が不十分であったり，はたまた誤字・脱字があったりすることがよくあります。間違いごとコピーしているカルテを見ると悲しくなります。「自身の名前で記載したものには責任が生じる」という意識を強くもっていれば，確認もせずに他人のカルテを丸ごとコピペすることはなくなるのではないかと思います。

　他人のカルテを参考にする場合でも，記載に誤字・脱字がないか確認するとともに，自分の頭のなかでもう一度考えて，自分の言葉に変えてカルテに記載するように心がけるとより良い診療につながるのではないでしょうか。

　電子カルテを使用する医療機関が増加しています（p. 112参照）。便利になった分，大切なものをなくさないようにしてほしいなと思います。

> コラム
> 3
> ## 新型コロナウイルス感染症で医療制度が変わった？
>
> 　皆さんは，新型コロナウイルス感染症（coronavirus disease 2019；COVID-19）が医療制度まで変えたことはご存知でしょうか？　2020年4月に発表された『新型コロナウイルス感染症緊急経済対策』[1]では，「新型コロナウイルス感染症が急激に拡大している状況のなかで，院内感染を含む感染防止のため，非常時の対応として，オンライン・電話による診療，オンライン・電話による服薬指導が希望する患者によって活用されるよう直ちに制度を見直し，できる限り早期に実施する」と明記されました。
>
> 　従来，初診は対面診療が原則でしたが，COVID-19の拡大に伴い，医療機関への受診が困難な状況を考慮し，**初診でもオンライン診療を受けられるようになりました**。もちろん医師が医学的に可能と判断した範囲においてですが，オンライン診療で診断や処方をして差し支えないことになっています。ただし，麻薬および向精神薬の処方はしてはならないとされています[2,3]。

　　電話診療は私もしています。例えば在宅酸素療法を受けていたり睡眠時無呼吸症候群でCPAP（持続式陽圧呼吸療法）を受けたりしている患者さんなどはこれまで月1回の診察が必須でしたが，病状が安定していると判断した場合は間に電話診療を挟むことができるようになりました。ただし，疾患や患者さんによって通院間隔が異なります（在宅酸素なら2カ月，CPAPなら3カ月など）。

　　毎月の通院や待ち時間に苦労していた患者さんからは「助かった」という声が聞こえるようになりました。ただ，患者さんと直接触れ合わないとわからないことは絶対にありますので，何でもかんでもオンライン・電話診療とするのは危険かなとも思います。

　　服薬指導も同様です。患者情報や服薬状況などの情報に基づき薬剤師が適切と判断した場合は，薬剤の適正使用を確保するとともに，不正入手防止策を講じたうえで，当該患者さんが電話などによる診療を受けた場合のみならず，対面診療を受けた場合においても電話などによる服薬指導を可能とするとされています。

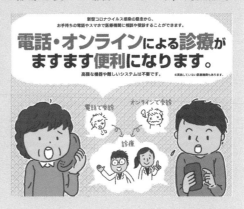

　　ただし，これらの措置が今後も永続的に続くというわけではなく，非常時の対応です。上記の時限的・特例的な措置は「COVID-19が収束するまでの間」[2), 3)]となっていることに注意が必要です。

引用文献

1) 内閣府：新型コロナウイルス感染症緊急経済対策；国民の命と生活を守り抜き，経済再生へ（令和2年4月7日，令和2年4月20日変更）
2) 厚生労働省医政局医事課「新型コロナウイルス感染症の拡大に際しての電話や情報通信機器を用いた診療等の時限的・特例的な取扱いについて」（令和2年4月10日）
3) 厚生労働省医政局医事課「『新型コロナウイルス感染症の拡大に際しての電話や情報通信機器を用いた診療等の時限的・特例的な取扱いに関するQ&A』の改定について（その3）」（令和4年9月30日）

SOAPのおさらいと経過記録の書き方

▍SOAP記載のよくある間違い

　皆さんは医学教育や医師臨床研修のオリエンテーションを受けるなかでSOAP形式の記録の仕方について習いました。でも，いざSOAPで書こうとすると，これはSなのかOなのか，AなのかPなのかなど，悩むことがたくさんあるはずです。

　他の人ならどうするのかな？ 他の施設や他の国ではどうなのかな？ と考えるのは当然で，実際，カルテにも文化や施設の特徴があると思います。

　SOAPはカルテの記載方法ですが，これはProblem-Oriented System（POS；問題志向型システム）という考え方に基づいています。POSは患者の問題を明確に捉え，その問題解決を論理的に進めていくシステムであり，1968年にWeed先生により提唱されました[1]。その後，戦後の日本の医療に大きな足跡を残された医師の日野原重明先生が1973年に『POS；医療と医学教育の革新のための新しいシステム』[2]として紹介され，日本にも広がりました。

　SOAPのSはSubjective（自覚症状），OはObjective（他覚的所見），AはAssessment（評価），そしてPはPlan（計画）です。「言われなくてもわかっているよ」という声が聞こえてきそうですが，言葉や概念としては理解できていても，実際に使用するときはその意味をきちんと意識しないと案外難しかったりします。

　SOAPに関してよくある間違いは記載場所の誤りです。こちらの指摘でカルテを見直してもらうと「ああ，間違ってます！」と研修医自ら気づくことも多いので，SOAPの意味を意識するだけで大幅に改善する部分です。これだけでもカルテの見栄えがかなり良くなります。

経過記録の書き方

　初診記録はある程度ひな形があり，少々時間はかかりますが必要な情報を埋めていく作業になるので，カルテの書き方で悩むことは意外に少ないかもしれません（初診記録はLesson 6 ～ 7）。その反面，経過記録はいろんな書き方があるので，かえって悩むとい

う人が多いようです。しかし，基本は Problem-Oriented Medical Record（POMR；問題志向型診療記録）に沿って SOAP を書いていくという方法になると思います。

　以降では，SOAP それぞれの項目を見直していきましょう。なお，経過記録の実際の症例は Lesson 4 で紹介します。

■ S（Subjective）：主観的情報

1. 患者の訴えと家族の説明

　まず S ですが，臨床現場では，高齢の患者さんに家族が付き添ってきて病状を説明してくれることがよくあります。特に認知症などがある患者さんでは，ご家族の発言のほうが信頼性が高いと思われることもよくあります。患者さんが「調子はいいよ」と言っているそばから，「いやいやおじいちゃん，昨日まで『動いたらしんどい』とか『背中のあたりが痛い』って言ってたよ」と家族が答える，これ外来あるあるの風景です。

　病棟でも同様に，回診のときに「大丈夫，困ったことはない」と答えた患者さんの担当看護師から，「○○さん，夜眠れないから先生に相談するって言われてましたよね」と横からサポートが入ることもあります。

　これらを主訴としてどう記載すべきでしょうか？　正解はないかもしれませんが，前者の場合なら私は，患者「○○○○」，家族「■■■■」と情報を併記するようにしています。そのように記載することで，家族の付き添いがあることや患者さんと家族の関係性もわかります。他方，後者のような病棟の場合であれば，その場で患者さんに確認し，患者さんの言葉として記載し直します。

　この他にも，小児科領域では子どもは自分の訴えをうまく伝えられないことが多いので，両親などからの情報が主体になることがあります。

2. 患者さんの訴えはすべて書くべき？

　また，患者さんの言葉をそのまま書くか，医療者が解釈してまとめて書くかという議論があります。どちらが正しく，どちらが間違っているということはありませんが，患者さんのなかには，自分のなかで訴えたい症状を整理できずに自己矛盾した内容を話されたり，繰り返し同じ内容を話されたりする人がいます。そのような，話し好きや話がまとまらない患者さんが延々話した内容をそのままカルテに書くと，主訴がかえってわかりにくくなることがあります。

　私もベッドサイドではできる限り患者さんの話を聞こうとしていますが，あまりに話が脱線したときは話を誘導してあげたほうがいい場面もあると思います。個人的には，患者さんの話を聞きながら，頭のなかで「つまりこういうことが言いたいんだな」と主

> コラム
> 4
> ## 痛みや呼吸困難の訴えは評価尺度も併用しよう
>
> 　痛みについては，本人の言葉や表現をそのままSとして記載することも大事です。一方で，それをできるだけ客観的な表現として，VAS（Visual Analogue Scale），FRS（Face Rating Scale），NRS（Numerical Rating Scale）などによって表現する方法もありますので，**併記しておくとよいでしょう**。医療従事者間で統一した評価ができ，以前の痛みとの評価もしやすくなります。
>
> 　呼吸困難の場合には，mMRC（modified Medical Research Council Dyspnea Scale）や修正Borgスケールが使いやすいです。Hugh-Jones分類は諸外国で使用しているところはほとんどありません。ただし，しんどい，苦しいなどの症状には個人差があり，客観的に捉えるのは難しいので，患者さんの表情やバイタルサインなどを踏まえてカルテ記載するようにすると読み手に伝わりやすいと思います。

Before

S）足が腫れて，心臓は悪くないのにどうしてなのか，夜も眠れないし，原因をはっきりしてもらわないと，家族はいつ来るのか…熱が38℃くらい出た

主訴がわかりにくい……どれが重要？

After

S）足の腫れが気になる，不眠，倦怠感

Point！　患者さんの言葉をすべて書く必要はない

図1　主訴を正しく伝える「S」の書き方

訴を1フレーズ，2フレーズでまとめようとベッドサイドで考えて（つまり，これとこれで困っているんですねなどと確認しながら），それをカルテに落とし込んでいる感じです（図1）。

　医師として，患者さんの訴えに真摯に耳を傾ける姿勢はとても重要ですが，患者さんの愁訴が多すぎる場合や患者さんの思考過程に矛盾・混乱がみられる場合は，すべての

訴えをカルテに書くとかえって重要な問題点が不明瞭になることがあります。要点は何かを意識しながら，open question に closed question を交えることで正しい主訴を引き出すことができます。皆さんもいろんな方法を試してみて，自分にぴったり合う方法を模索してみましょう。

O（Objective）：客観的情報

次に O ですが，バイタルサインや診察所見，血液検査所見，画像所見などがここに該当します。

1. バイタルサイン

酸素投与が必要な症例では酸素の流量と SpO_2 を併記しておきましょう。呼吸数も忘れてはいけませんよ。呼吸数は，呼吸不全のときだけでなく，敗血症の診断などに使われる SOFA（sequential organ failure assessment）スコアや qSOFA（quick SOFA）スコアにも採用されている重要なバイタルサインです。呼吸は随意で変動しますので，患者さんには呼吸数を測定していることを悟られないように，脈拍を測るふりをして10〜15秒ほど測定して計算してみてください。

「体温は日内変動するので，どのタイミングを記載するのがよいか？」という質問を受けたことがありますが，以下の選択肢があると思います。

> ①カルテ記載のタイミングに最も近いデータを書く
> ②１日のうちで最も高い体温（Tmax）を記載する
> ③複数の体温（朝36.5℃，夕37.0℃など）を記載する

感染症で抗菌薬を投与したときは発熱より臓器症状や全身状態の評価が重要になりますが，もちろん体温も評価することが一般的だと思います。個人的には Tmax の推移や発熱の回数などを参考にしていますが，疾患や経過を踏まえて総合的に判断するのがよいと思います。

なお，体温と脈拍はセットで記載することをお勧めします。これは薬剤熱や非定型肺炎など比較的徐脈を来す疾患への気づきのためにも重要です。加えて，サーカディアンリズムの関係で発熱は午後に出ることが多いですが，午前中のみの発熱であれば内分泌疾患など特殊な発熱の可能性が想定されるので，体温一つとっても丁寧に評価することが重要です。

2. 診察所見

　経過記録では，系統的な診察を行う初診時カルテと異なり，病態や疾患に応じて着目すべき項目に重点を置いて記録することが求められます。例えば心不全であれば右心不全徴候の有無（頸静脈怒張，浮腫），聴診所見，体重など，関節炎であれば自発痛，圧痛，関節可動域などの関節所見，脳梗塞であれば構音障害や麻痺，病的反射などの神経所見が中心の記載になりますね。

　熱源不明の場合は，改めて全身の診察を丁寧にやり直す必要があるでしょう。繰り返し評価を行うことで新たに気づくことが出てくる場合があります。データだけ見てああだこうだ言うのではなく，困ったときはベットサイドへ戻る，これは鉄則です。身体診察についてはたくさんの優れた書籍（例として文献3）を挙げます）がありますし，「カルテの書き方」という本書の趣旨から外れてしまうので，ここではこれ以上は踏み込まないことにします。

3. 血液検査所見

　血液検査所見でやってほしくないことは，結果をそのまますべてコピペすることです。どの項目が必要なのか，まずは自分で吟味することが大切です。たとえコピペする場合でも，その日のデータのみでよいのか，別の日と比較したデータ（例えばWBC，CRPなどの炎症マーカーや異常所見のある肝・腎機能など）がよいのかもよく考えて記載してください。

　何となく機械的にやっている人が多いかもしれませんが，毎回血液データを貼り付ける必要はありません。手書きで記載したほうがよい場合（血液検査所見：正常など）もあるでしょう。

　また，電子カルテになって便利になった反面，気をつけないといけないなと思うのは，複数の患者さんのカルテを同時に開けているときに違う患者さんの検査結果を貼り付けることです。私もやりそうになって冷や汗をかいたことがあります(^_^;)，絶対に避けましょう。これと同様に，検査結果の用紙を患者さんに渡すときも注意してください！

4. 画像所見

　画像所見についても電子カルテなら簡単にコピペできてしまいますが，貼り付けたからといって画像を正しく読めていることにはなりませんよね。普段から画像レポートなどに頼りすぎないように，スケッチ機能を活用して自分で絵を描き直すとか，自分で所見レポートを書くことを意識してください。

　外科系の先生はスケッチを描くのが上手ですが，研修医でスケッチをやっている人は

私の周りには少なくて残念です。もっと多くの医師が自分で手を動かして，いま以上に画像所見を読めるようになってほしいと思います。いろんな科を短期間でローテートする研修医の皆さんは大変だと思いますが，いろいろ教えてもらえるチャンスでもあるので，その道のプロに積極的に質問し，自分に合った画像の本も持っておくといいでしょう。

A（Assessment）：評価・診断・考察
P（Plan）：患者の判断・治療方針・患者への
　　　　　　　教育計画

　最後にAとPですが，これは診療科や医師によってさまざまな考え方がある部分です。簡単に言うと，AとPを分ける派とまとめる派があります。外科系だとそこまでプロブレムが複雑ではないことが多く，主となるプロブレムや処置に関する記載になるため，AとPは分けやすいと思います（A：創部の評価，P：12/10ドレーン抜去，など）。

　内科系でも診療科あるいは患者さんによってプロブレムが単純な場合と複雑な場合があり，それほど複雑でない場合はAとPを分けて記載していることが多いようです。

　一方，総合内科的な複数のプロブレムを抱えた患者さんについては，プロブレムごとにAとPを記載する先生もいます。さらにプロブレムをactiveとinactiveに分けて評価したり，inactiveは小さい字や薄い字で記載したりする先生もいます。

　このように診療科や医師によってさまざまなやり方がありますから，参考にしながら自分のやり方を模索してみてください。そのうえで，個人的には，AとPは可能な限り分けて考える習慣をつけておくのがいいかなと思います。「ここまでは評価，実際にやることはコレ」といった具合に分けると頭が整理されますし，一緒に仕事をしているメディカルスタッフにも意図が伝わりやすいと思います。

コラム5

POSのはじまり

　遅ればせながら，冒頭で紹介したWeed先生の論文[1]を私も読んでみました。いまから50年以上前の論文ですが，当時のカルテ記載の問題点や，より良い院内ラウンドやカンファレンスを行うためにはPOSに則ったカルテ記載が重要であること，またコンピュータの普及に伴い患者情報の共有がしやすくなることなどが述べられていました。現在の日本でも検討されている，複数の医療施設で患者データを共有することでより質の高い医療が提供できる可能性にまで言及されており，先見の明があると感じました。

　Weed先生はまた，システマティックに記載されたカルテを共有することで，カンファレンスのメンバーから，自分では気づかなかった誤りや問題点を指摘し

てもらえるようになることにも触れています。

　自分が気づかなかった点を指摘してもらえる，このことはとても大事であると日々感じています。担当医が問題だと認識していないことでも，他の医師やメディカルスタッフからみれば「もっとこうしたほうがいい」という場合があることをこれまでも多く経験しています。多職種カンファレンスの最大のメリットもここにあるように感じます。

　しかしながら，カルテの書き方が人によってバラバラで，どこにどのような情報があるのかわからなければ，本来共有すべき事実が正しく伝わらず，自分が見過ごした誤りや問題点を指摘してもらえないかもしれません。その結果として患者さんのアウトカムを改善できない可能性もあります。

　Weed先生の論文を読んで，POSに沿って**「きちんとしたカルテを書く」**ことの重要性に改めて気づかされました。

引用文献

1）Weed LL：Medical records that guide and teach. N Engl J Med, 278：593-600, 1968
2）日野原重明：POS；医療と医学教育の革新のための新しいシステム. 医学書院, 1973
3）宮城征四郎, 他・編：疾患を絞り込む・見抜く！ 身体所見からの臨床診断. 羊土社, 2009

型がないので案外難しい……
カルテ力が試される記録

経過記録の実際の書き方

　Lesson 3ではSOAPの基本をおさらいし，経過記録を書くためのポイントをSOAPに沿って解説しました。

　初診記録と比べて経過記録にはいろいろな書き方があります。ということは決まった型がないということでもあり，どう書いたらよいか悩む研修医は少なくありません。ここでは，Lesson 3を踏まえ，実際の症例を通じて経過記録の書き方を見てみましょう。

　図1は「多発性筋炎に対してステロイドを漸減投与している患者に，高カリウム血症が出現してST合剤を中止し，ステロイドは予定どおり減量した」という経過記録のBefore & Afterです。Beforeでは，主訴がない，画像や検査所見が丸ごとコピペされている，プロブレムリストが優先順位なく羅列されているなど，実際の研修医のカルテでもよく見かける問題点が散見されます。

　その他，日常臨床でよく遭遇するケースを3つ提示します。

1. 痛みを訴える患者 （図2）

　がん患者さんが骨転移の痛みを訴えています。Visual Analogue Scale（VAS）で痛みを評価し，頓服の痛み止め（レスキュー）の投与量と投与回数をみてオピオイドを調整するという場面です。

　Lesson 3のコラム4（p.15）でも書いたように，痛みについては，本人の言葉や表現をS（Subjective）として記載するとともに，VASなどの客観的な評価尺度の値も併記しておくと痛みを定量化でき，治療前後での比較も可能になります。

　またA（Assessment）では，なぜ疼痛コントロールが不十分なのかしっかり根拠を書いていますね。同時に，オピオイド増量でもうまくいかない場合のプランBについても触れられています。

経過記録：
BEFORE

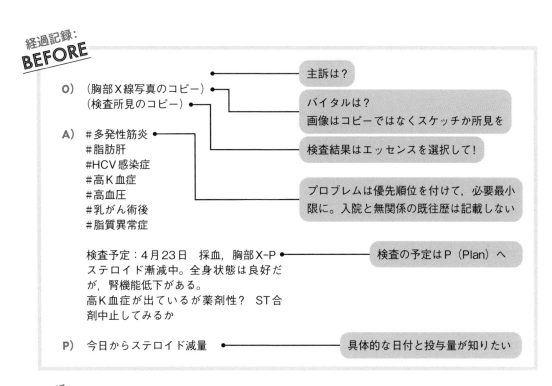

O) （胸部X線写真のコピー）
（検査所見のコピー）

> 主訴は？

> バイタルは？
> 画像はコピーではなくスケッチか所見を

A) #多発性筋炎
#脂肪肝
#HCV感染症
#高K血症
#高血圧
#乳がん術後
#脂質異常症

> 検査結果はエッセンスを選択して！

> プロブレムは優先順位を付けて，必要最小限に。入院と無関係の既往歴は記載しない

検査予定：4月23日　採血，胸部X-P
ステロイド漸減中。全身状態は良好だが，腎機能低下がある。
高K血症が出ているが薬剤性？　ST合剤中止してみるか

> 検査の予定はP（Plan）へ

P) 今日からステロイド減量

> 具体的な日付と投与量が知りたい

経過記録：
AFTER

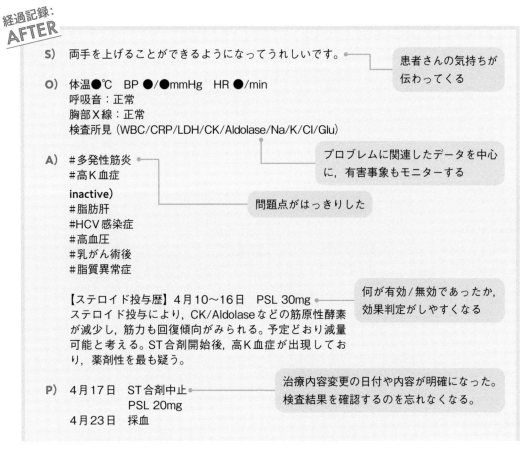

S) 両手を上げることができるようになってうれしいです。

> 患者さんの気持ちが伝わってくる

O) 体温●℃　BP ●/●mmHg　HR ●/min
呼吸音：正常
胸部X線：正常
検査所見（WBC/CRP/LDH/CK/Aldolase/Na/K/Cl/Glu）

A) #多発性筋炎
#高K血症

> プロブレムに関連したデータを中心に，有害事象もモニターする

inactive)
#脂肪肝
#HCV感染症
#高血圧
#乳がん術後
#脂質異常症

> 問題点がはっきりした

【ステロイド投与歴】4月10〜16日　PSL 30mg
ステロイド投与により，CK/Aldolaseなどの筋原性酵素が減少し，筋力も回復傾向がみられる。予定どおり減量可能と考える。ST合剤開始後，高K血症が出現しており，薬剤性を最も疑う。

> 何が有効/無効であったか，効果判定がしやすくなる

P) 4月17日　ST合剤中止
　　　　　PSL 20mg
4月23日　採血

> 治療内容変更の日付や内容が明確になった。検査結果を確認するのを忘れなくなる。

図1　経過記録Before & After：よくあるミス

S)　背中の痛みは動くと強くなるので，痛み止めを4回
　　飲みました。飲んだら2時間くらいは良くなりますが，薬が切れたらまた痛くなります。VAS 5/10

> 痛みを定量化すれば，治療介入前後で比較できる

O)　下部腰椎に一致して自発痛，叩打痛あり
　　造影CT：腰椎に溶骨性変化を伴う骨転移あり

> 身体所見を丁寧に，画像と比較する

A)　#転移性骨腫瘍
　　アセトアミノフェン，NSAIDs，モルヒネ（MSコンチン®）の投与を行っているが，レスキューのモルヒネ（オプソ®）を1日4回，計20mg内服しており，疼痛コントロールは不十分と考えられる。オピオイドの増量が必要と思われるが，増量しても改善がなければ放射線照射も考慮される。

> 痛みの評価を根拠をもって指し示す。プランAだけでなくプランBも考えておこう

P)　○/△〜　　MSコンチン®●mgへ増量

図2　よくある経過記録：痛みを訴える患者

2. 肺炎治療中の患者（図3）

　肺炎に対して抗菌薬投与中の患者さんの評価を記載した場面です。
　Lesson 3（p. 16）で紹介したTmax（1日のうちで最も高い体温）と呼吸数の変化がしっかりO（Objective）に書かれていますね。Aでも，CRPの値に頼らず身体所見や喀痰培養の結果に基づいた評価が記載されています。

3. 糖尿病治療中の患者（図4）

　糖尿病の患者さんが，看護師の情報から隠れて間食していることがわかった場面です。
　医療者も人間ですから，皆さんもこのような患者さんに対してネガティブな感情を抱くことがあるかもしれません。医学ではこれを「陰性感情」とよびますが，たとえそう感じても，患者さんの人格を批判するようなカルテ記載は絶対にしてはいけません。Lesson 1でも述べたように，他の医師やメディカルスタッフへの批判なども避けましょう。当たり前のことではありますが，イライラしたときには，その思いをカルテにぶつけるのではなく，甘い物でも食べて冷静さを取り戻すようにしましょう。
　看護師は，あなたのカルテを見て今後の看護計画を作成・変更しますが，その医師の性格も見抜いています。カルテはみんなに見られているという意識をもてば，感情的にカルテを記載することはなくなるでしょう。

S) 咳や痰は減り，色も黄色だったのが白っぽくなって
きました。体のしんどさも良くなっています。

感染を起こしている臓器の
症状の変化について確認

O) 解熱傾向（Tmax 38.4℃→37.5℃），RR 15回/分↓，
SpO₂ 96%（1L）
右下肺のcoarse cracklesは改善傾向
喀痰塗抹：グラム染色（P3 膿性痰），Geckler 5,
GPC（グラム陽性連鎖球菌）
喀痰培養：肺炎球菌（感受性良好），血液培養：陰性

Tmaxの推移，呼吸数の変
化を記載している

感染症診療では常に培養結
果を気にしよう

A) #市中肺炎（A-DROP 2点：中等症，A：80歳，D：
脱水あり，肺炎球菌）
○/△〜　　CTRX 2g　q24hr　day3
市中肺炎に対してCTRX開始し，咳・痰の減少，倦
怠感の改善に加えて呼吸数の減少，解熱傾向がみら
れる。喀痰からCTRX感受性のある肺炎球菌が検出
されており，抗菌薬の効果があると考えられる。

治療効果を症状，身体所見か
ら客観的に判断している。決
してCRPで判断しているわけ
ではない

P) 抗菌薬継続
○/△　採血予定

アセスメントの結果，どういう行動
をとるのか簡潔に記載する

図3　よくある経過記録：肺炎治療中の患者

Lesson
4
型がないので案外難しい……カルテ力が試される記録

S) 血糖下がりませんねー。喉が渇くのでたくさんお茶を
飲んでるからか，トイレの回数も相変わらず多いです
ね。
（間食をされてるみたいですね？）「あー，夕方になっ
たらお腹がすいて，我慢できなくなるんですよ」

患者さんと会話をした
場合の書き方の例

O) BS4検（各食前＋眠前）220-350-380-420

A) #高血糖
2型糖尿病（HbA1c 8.3%，随時血糖350mg/dL，糖
尿病性合併症なし）を発症しており，インスリン投与
を行っているが，口渇・多飲多尿など糖尿病の症状は
持続し，血糖コントロールも不良である。
看護師からの情報で間食をしていることが判明し，患
者本人より確認がとれた。病識の欠如があると考えら
れ，繰り返しの患者教育が必要な症例と思われる。

「なんで間食するの！？」という気持ちは抑え，
「病識の欠如」などの表現で大人な対応をする。
公的文書を記載していることを常に意識しよう

P) 食事指導（間食を避ける）

図4　よくある経過記録：糖尿病治療中の患者

　いかがだったでしょうか？　同じような場面に遭遇した経験がある方もいるのではないでしょうか。カルテはメディカルスタッフみんなで共有するものですから，自分の意図がしっかり伝わるカルテ作りを目指してください！

■ 鑑別診断の書き方・考え方

　次に，鑑別診断について考えてみます。

1. 鑑別診断は3つ挙げよう

　初診外来や精査目的の入院，緊急入院などの場面では確定診断がついていないことも少なくないと思います。「この疾患でほぼ間違いない」と思われる症例だけでなく，まったく見当がつかないという症例もあるかもしれません。そんな確定診断のついていない段階では，まず鑑別診断を3つ考えてみましょう。

　「どう考えても病名はこれしかないから，鑑別はいらないでしょ」という症例もあるかもしれません。確かに，大抵の場合は初診時に考えている診断名が正しいのですが，実臨床ではまれな疾患や病態，また複合的な病態も時に経験します。そのため，やはり鑑別診断を考えておかないと後で困ることになります。

　一方で，「6つや7つじゃダメなの？」という人もいるかもしれません。鑑別診断をしっかり考えて記載することは非常に重要なのですが，優先順位をつけず鑑別診断をただ列挙するだけというのも避けたいところです。病歴，身体所見，画像所見，検査所見などから，臨床的な重みづけをして優先順位をつけていくわけですが，まずは可能性の高い鑑別診断を3つくらい挙げてみましょう（図5）。もちろん，鑑別が難しい場合は3つより増えても仕方ありません。

　可能性はそれほど高くないが，見逃したらいけないので書いておきたいという場合は「R/O（rule out）●●●」という書き方をすることもできます。ほかにも以下のような記載をする先生もいます。

- **最も考えられる疾患**（most likely）
- **たぶんこれだろう**（likely）
- **たぶん違うだろうけど念のため**（unlikely）

2. 自分で考える/指導医に相談する，どちらも大事

　鑑別診断や治療方針を考えるうえで，該当する疾患の勉強は不可避です。指導医にお勧めの書籍を教えてもらったり疑問をぶつけたりしながら，自分なりの鑑別を挙げるようにしてみましょう。

A) #肺腫瘍
D/D) 肺膿瘍 ●━━━━━━━━━━━━━━━━━━ 鑑別診断を3つは考えてみる。ほか
原発性肺癌 　　　　　　　　　　　　　　 にも疑う場合は追加記載
肺結核
喫煙歴と口腔衛生不良を有する中年男性に合併した右中葉の腫瘍と発熱，炎 ●
症反応軽度上昇。造影CTでは腫瘍内部に低吸収域があり，膿瘍や壊死の可
能性が示唆されている。口腔衛生は不良で飲酒歴もあることから肺膿瘍の可
能性を疑うが，喫煙歴もあり腫瘍マーカーも軽度上昇（CEA 6.2）している
ことから，原発性肺癌の可能性も考えられる。一方，明らかな散布影はない
が一部空洞陰影も伴っており，肺結核の可能性は否定できない。
結核のR/Oをしつつ，抗菌薬の反応性を評価したうえで，悪性腫瘍の検査
（気管支鏡検査）を考慮する。抗菌薬は嫌気性菌をターゲットに，結核菌を
カバーしないペニシリン系薬剤を選択する。

P) 喀痰3連検　　　　　　　　　　　　 患者背景，症状，画像・血液検査所見を総合的に
○/△〜　ペニシリン系抗菌薬　　　 評価し，鑑別していく過程をしっかり記載する
○/△　採血

D/D：differential diagnosis

図5　経過記録：鑑別診断の記載

　指導医の先生から言われたことを素直に聞くことは重要です。ただ，言われたことを鵜呑みにするまま自分で考えないのも困ります。もしそうした研修医がいたら，いつか自分一人で解決しないといけない問題に直面したとき，相当苦労すると思います。指導医がすべて正しいとは限らず，勘違いしていることもあるので，「自分で調べること」を習慣化するとよいでしょう。その際は，もちろん信頼性のあるリソース（書籍，診療ガイドライン，UpToDate®など）から情報を得るようにしましょう。

　特に専門性の高い分野では指導医の先生の判断に優ることは難しいですが，コモンなプロブレムでは研修医の皆さんも十分戦えるフィールドがあります。また，外科系を回っているときの内科系疾患，内科系を回っているときの外科系疾患，マイナー系を回っているときのメジャー系疾患など，その診療科の先生が専門でない分野では，最新情報を得たばかりの皆さんのほうが詳しいことがあります。

　私自身も研修に回ってくる研修医からよく学ばせてもらっています。カルテの裏技なんかも，研修医の皆さんのほうが詳しいかもしれませんね。

　患者さんの病態を改善するために良いと思ったことは，どんどん意見を言っていいと思います。ただし，一人で突っ走るのではなくて，指導医の先生とは十分なコミュニケーションをとってくださいね。

3. 診断確定後のカルテ記載の注意点

　入院後に診断名が確定したら，速やかに確定診断名を根拠とともにカルテに記載しましょう。例えば，感染症なら病原微生物名，悪性腫瘍なら腫瘍の種類や組織型，原発の

場所，病期（ステージ）などの記載はマストになります。

　研修医の皆さんのカルテを見ていると，疑い病名のまま治療が始まり，そのまま退院してしまった症例を見かけることがあります。「おーい，結局診断名は何だったの？」と聞かれて初めて自分のカルテの不備に気づかされる研修医は1人や2人ではありません。

　肺癌化学療法中の患者さんのカルテをBefore & Afterで示しました（図6）。他のがん種でも，薬の投与量や投与開始からの期間，有害事象（化学療法では「副作用」ではなく「有害事象」という言葉を用います）のアセスメントで共通する部分は多いと思いますので，参考にしてみてください。

経過記録：
BEFORE

> がん患者ではPS（Performance Status）も記載しておくとよい

A) #右上葉肺腺癌（cT4N3M1b，OSS，Stage IVB）
　　○/△〜 CDBCA＋PEM＋Pembrolizumab
　　右上葉肺腺癌（Stage IVB）に対して化学療法施行中。
　　好中球減少，血小板減少はみられるが，mono上昇のため回復すると思われる。

> 薬剤は投与量も記載する
> 略語が違う（CDBCA→CBDCA）

> 有害事象（副作用とは呼ばない）はGradeを書く

P) ○/△　採血

CBDCA：カルボプラチン，PEM：ペメトレキセド（抗がん薬の一種），Pembrolizumab：ペムブロリズマブ（免疫チェックポイント阻害薬の一種），mono：monocyte

経過記録：
AFTER

A) #右上葉肺腺癌（cT4N3M1b，OSS，Stage IVB，
　　PS 2）
　　○/△〜　CBDCA（AUC5）＋PEM（500mg/m^2）
　　＋Pembrolizumab（200mg/m^2）
　　右上葉肺腺癌（Stage IVB）に対して，化学療法施行中（day7）。
　　血液毒性としては，G2 neutropenia，G2 thrombocytopeniaが出現したが，monoは上昇傾向であり，骨髄機能の回復が期待される。皮疹などのirAEの合併はなし。

> PSを記載した

> 投与量を記載した

> 有害事象はGrade別に記載した

P) ○/△　採血

> 起こりうる有害事象で重要なものは陰性所見も記載しよう

> 投与のタイミングによって有害事象の種類や強さが異なるため，治療から何日目かという情報は必要

irAE：免疫関連有害事象

図6　経過記録Before & After：確定診断のついた肺癌患者

ショートサマリーのすすめ

　できるレジデントになりたい！と思っている先生にお勧めなのは，ショートサマリーを書くことです。サマリーを書くとなると，自ずとエッセンスのみを記載しようとするので大事なポイントがわかってくるし，プレゼンの練習にもなるので一挙両得です。経過が長い症例や重症症例，病態が複雑な症例では，特にショートサマリーが威力を発揮します。毎日書く必要はないので，週1回とか，煮詰まってきたときに書いてみてください。きっと皆さんの思考の整理に役立つでしょう。

　ショートサマリーの例を2つ示しました（図7）。

カルテの修正・追記の考え方

　Lesson 1で述べたように，カルテは公的文書です。毎日の記載のたびに間違いがないか研修医自らセルフチェックをすることは言うまでもありませんが，指導医もチェックしています。厚生労働省より公表されている『医師臨床研修指導ガイドライン』[1]でも，「（研修医は）日々の診療録（退院時要約を含む）は速やかに記載する。指導医あるいは上級医は適切な指導を行ったうえで記録を残す」と書かれています。

　指導医や上級医が研修医のカルテに目を通していても，膨大なカルテのなかで，後から修正を要する場合が出てくることもありえますが，カルテは公的文書ですから，修正や削除によってカルテの真正性が疑われたり万が一にも罪に問われたりしないようにしましょう。例えば紙カルテを修正するときは「修正等の履歴が確認できるよう，記載はペン等で行うとともに，修正は修正液・貼り紙等を用いず二重線で行う」とされていま

COVID-19に罹患し抗体カクテル療法を施行した症例
担がん患者，重喫煙者，70代などの患者背景，LDHやフェリチン，CRPの上昇など，重症化リスクを有する中年男性に合併したCOVID-19症例。肺炎はあるが呼吸不全はなく，発症早期であり抗体カクテル療法の良い適応と判断され，○/△に投与された。明らかな有害事象はなく，○/△宿泊療養施設へ搬送予定。

アテローム血栓性脳梗塞を合併した症例
○/△，左上下肢の脱力で発症し，発症6時間で当院受診。神経所見，MRI所見からアテローム血栓性脳梗塞と診断され，アルガトロバンを開始され本日で3日目。今後は頸動脈エコーや頭部CTの再検，リハビリを行っていく予定である。

診断過程，治療内容，今後の方針をコンパクトにまとめている

重症化のリスク因子，抗体カクテル療法の適応を念頭にまとめている

図7　ショートサマリーの例

す[2]。また，電子カルテは「診療録等の真正性，見読性，保存性を確保すること」が求められており[2, 3]，変更履歴が残るシステムになっています。

　いずれにせよ，もし大幅な修正を行う場合や時間が経過してから修正・追加をする場合は，きちんと追記や修正であることを明記したうえで行ってください。そのときは指導医の先生にもきちんと確認を取ってくださいね。

　ここまで経過記録の書き方について紹介しました。Lesson 3 で触れたことも含め，ここまでのポイントをまとめます。

- **すべての項目を毎日記載する必要はない**
- **POS（Problem-Oriented System）：**
    ① **SOAP に則って**
    ② **プロブレムリストを作成する（優先順位をつけて）**
    ③ **疾患について調べる（EBM）**
    ④ **目の前の患者さんに当てはめる（オーダーメイド）**
    ⑤ **鑑別診断を 3 つ挙げる**
    ⑥ **方針を決定する**
- **ショートサマリーを作る**
- **修正と追記（公的文書であることを意識して）**

研修医が陥りやすいカルテのピットフォール

　Lesson 2 では，カルテ記載でよくある間違いを解説しました。ここでは経過記録に注目しながら，改めてピットフォールをご紹介します。

1. 書き間違い

　研修医の皆さんのカルテで圧倒的に多いのは，何といっても「書き間違い」です。用語を書き間違えたり（薬の名前，英語のスペル），日本語がおかしかったりと，間違い探しをしたいわけではないけれど，どうしても見つけてしまいます。これはただの書き間違いのときもあれば，思い込みで間違っていることもあるようです。

　特に，その診療科特有の略語を用いるような場合，間違えやすさが倍増します。皆さんは，テストのときには答案を見直してケアレスミスがないようにしますよね？　カルテを書いたときも，自信がもてない単語は調べ直すとか，文章がおかしくなっていないか確認するなどの対応をするようにしましょう！　なお，本書の巻末付録 1 （p.130）で

はよく用いられる略語を載せています。

2. SOAPの記載場所が違う

次に多いのは「SOAPの記載場所の間違い」です。とりわけSとO，OとAを混同しているカルテを見かけます（図8）。指摘をして研修医に自ら考え直してもらうと，「ああ，間違ってます！」と自分で気づけることが多いです。ゆっくり考えればそんなに難しいことではありませんから，意識すればすぐ改善できますよ。ここに気をつけるだけでもかなりカルテの見栄えが良くなります。

3. 他人のカルテを丸ごとコピペ

「コピペカルテ」，これはものすごくあります。自分の経過記録のコピペならまだしも，他人のカルテをそのままコピペするケースが思った以上に多いことにびっくりします。本や雑誌などの出版物には著作権がありますが，著作権とまでは言わなくても，許可なく他人のカルテをコピペすることに抵抗はないでしょうか？

もちろん，状況によってはコピペが必要なことは理解できますが，その場合でも「●●のカルテを一部引用」など感謝の気持ちを表しつつ，あくまで一部のコピーにとどめるようにしてくださいね。また，コピペ元のカルテがもともと間違っていた場合，コピ

Before

S）ワクチンを打ったところが腫れてきた
O）接種部位の腫脹あり
　　消化器症状なし　呼吸苦なし

After

S）ワクチンを打ったところが腫れてきた
　　消化器症状なし　呼吸苦なし
O）SpO$_2$ 97%（RA），RR 15回/min，血圧120/60mmHg，
　　脈拍88回/min
　　接種部位の腫脹あり（掻痒感なし）
　　粘膜疹なし　呼吸音：正常

S（Subjective）とO（Objective）を混同しない
鑑別に必要な身体所見をとる

患者さんの症状は
Oかな？
落ち着いて考えて
みよう

図8　経過記録Before & After：記載場所の間違い

ぺをした人にも当然責任が発生しますのでご注意ください。

4. 書きかけのカルテ，さまようカルテ

「記載中……」というカルテもときどき見かけます。後で追加の検査やアセスメントを書こうと思っているのでしょうが，「書きかけカルテ」を翌日まで引っ張るのはやめましょう。帰る前に自分のカルテをチェックすればすぐに直せる部分です（図9）。

また，書き手の苦労が伝わってくるカルテもあります。「カルテのなかでさまよっている」タイプですね。「鑑別としてはAがあるのですが，Bという特徴もありCかもしれないし，でも検査所見はAだし……」と延々とお悩みになっておられます。

そういう場合は，「Aという疾患の典型像はこうである，Bという疾患の典型像はこうである」と明らかにして，「この部分はA，この部分はBに該当すると思われる。したがってAを第1，Bを第2の鑑別とする」という感じでROS（Review of Systems）をうまく使いながらまとめてみるといいと思います（図10）。

語弊があるかもしれませんが，臨床はある意味トライアルアンドエラー（trial and error）です。よくよく考えて治療を行ったものの，予想に反してうまくいかなかったということはあります。すべての判断が完璧な人なんていません。根拠をもって治療選択をしたがうまくいかなかった場合，素直に反省することはよいのですが，過度に後悔したり自分の判断を卑下したりする必要はありません。

特に「べきだった」という表現を書くと，万一医療訴訟などになったとき，「なすべき治療をしていなかった」と解釈されかねないので，あまり使用はお勧めしません。個人的には，「●●と考えて○○を行ったが，△△からは□□も考慮されたかもしれない」のような表現を用いることがあります。

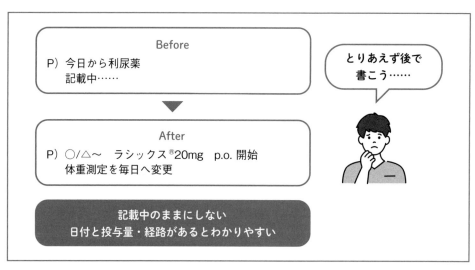

図9　経過記録Before & After：書きかけ

Before

A）#●●●　#●●●　#●●●　#●●●

利尿薬を投与すべきであったか……

浮腫ならやっぱり利
尿薬だったよな……

After

A）浮腫の鑑別として,①心不全,②低アルブミン血
症,③薬剤性などが挙げられる。
①は○○○,②は○○○などから,②の可能性が
最も高いと考えられる。ただし深部静脈血栓症
のR/Oは必要と考える。

カルテ上で後悔しない
鑑別診断を3つ挙げる

図10　経過記録Before & After：カルテでさまよう,後悔する

5. 診療科ごとのギャップに戸惑う

　さまざまな科を短期間でローテートする研修医だからこそ悩むこととして,「外科と内科のカルテのギャップに戸惑う」という問題があります。先月まで書いていた内容と今月書く内容にあまりにギャップがあって戸惑う,という人もいるかもしれません。端的に言うと,外科は治療,内科は診断を中心に考える科であり,カルテの書き方も大きく変わらざるをえません。こればかりは「郷に入っては郷に従え」方式で,慣れるしかないかもしれません（外科系カルテについてはLesson12）。

　最後に,研修医のカルテと指導医のカルテに大きな差があるとしたら,「優先順位をどれだけ意識しているか」ではないかと思います。指導医のカルテは一見シンプル（過ぎる？）ように見えるかもれませんが,決して見落としてはいけない事柄を押さえたうえで,無駄をそぎ落とし重要な項目に絞って記載されているはずです。ぜひ,自分のカルテと見比べてみてください。

引用文献

1）厚生労働省：医師臨床研修指導ガイドライン2020年度版（2020年3月一部改訂）．p 24,　2020
2）厚生労働省保険局医療課医療指導監査室：保険診療の理解のために【医科】（令和4年度）．2022
3）厚生労働省：医療情報システムの安全管理に関するガイドライン第5.2版,　2022

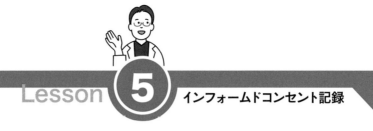

IC記録は早く正確に，そしてわかりやすく

ICの記録は身を助く

カルテの記載はすべて重要ですが，最も重要なのがインフォームドコンセント（informed consent；IC）記録といっても過言ではないでしょう。なぜでしょうか？

医療は100％安全，確実なものではありません。医療技術の進歩に伴い，より専門性の高い高度な医療が可能となった反面，合併症のリスクが高まる可能性もあります。医師は検査や治療を行うにあたり，そのメリット・デメリットを患者さんに丁寧に説明します。患者さんが説明を十分に理解し，自由意思に基づき検査や治療に同意すれば治療が開始されるわけですが，その"同意をした"という記録がないと，カルテ上では同意が得られていない医療を行ったことになってしまいます。それでは困りますよね。だからIC記録を記載するのです。

IC中に患者さんや家族の方から質問があった場合は，その内容や回答についても記載します。そうすることで，たとえカルテ開示を求められるような状況になっても誤解を招くことはなくなり，ひいては皆さんの身を守ることになります。

ICの内容は，下に示したように，病名・病状に関わる事項，予定する検査や治療法，輸血や延命措置，他の治療法などが挙げられます。

- 現在考えられている病名・病状
- 予定している検査（実施予定日時，危険の度合い，他の検査方法）
- 予定している治療法（薬物療法，手術療法：必要性，麻酔方法，内容，危険性，手術予定日，執刀医，麻酔科医の氏名，手術中の方針変更）
- 輸血について
- 延命措置について
- 他の治療法（予定する治療以外に選択しうる他の治療法）
- 経過予想と想定される合併症（予測される結果，内容，期間，危険性や副作用）
- 積極的治療を選択しない場合の経過予想

実は日々実践しているIC

皆さんが具体的にどんなシチュエーションでどんな内容の説明を患者さんにしているのか思い出してみましょう。

例えば，救急外来に初診で患者さんが来たとします。皆さんは病状や病態について，診察や検査結果を踏まえて患者さんやご家族に説明しますね。また，何か処置が必要になったら処置内容と合併症についても説明するでしょう。

入院が決まったら，これから行う治療内容と想定される入院期間に言及するはずです。病名が判明して治療方針が定まったときにも，適宜説明を行っていることでしょう。

さらに退院が決まったら，「このような経過で退院できるようになりました」「帰宅後の注意点はこれこれです」といった説明を行いますね。

そう，皆さんはすでにICをたくさん実践しているのです。IC記録だからと改めて構える必要はなく，日常診療の一環としてとらえていただければと思います。ICの具体的な説明場面を下にまとめました。また，ICが必要な医療行為の例を表1に示します[1]。

- 初診時における説明
- 特別な検査などを行う場合の説明
- 治療方針がほぼ確定した時期の説明
- 入院時における説明
- 手術・処置をするための説明
- 手術・検査・処置に伴う合併症発生時の説明
- 予期していない事象発生時の説明
- 退院時における説明
- セカンドオピニオンに関する説明（主治医以外の意見を得る機会があること）
- 心停止時の対応に関する説明

シチュエーション別IC記録のポイント

IC記録をもれなく記載するには，体系的な作成が望まれます。具体的には，説明相手，説明者，同席者，場所，質疑応答を正確に記載します。ICの場面設定をいくつか用意したので，症例を通して考えてみましょう。

1. 誤嚥性肺炎で入院した高齢患者

救急医療などで，誤嚥性肺炎を合併した高齢者が入院する機会は多いと思います。そ

表1　ICが必要な医療行為の例

文書によるICは，侵襲とリスクを伴う医療行為などに対して必要となる。
原則，医療行為のつどICを取得する。
1．すべての手術
2．輸血
3．全身麻酔
4．大きな侵襲を伴う，あるいは伴う可能性のある検査および治療
　　・消化管・気管支内視鏡検査と治療
　　・血管内カテーテルを用いた検査と治療
　　・造影剤を用いた検査
　　・生検
　　・中心静脈穿刺，胸腔穿刺，腹腔穿刺，骨髄穿刺，心嚢穿刺
　　・電気的除細動
　　・抗がん薬の静脈内投与
　　・放射線治療
　　・気管挿管と人工呼吸
　　・血液透析・血漿交換（初回導入時）
　　・負荷試験のうち大きな侵襲を伴う可能性のあるもの
　　・ワクチン接種
　　・拘束による身体抑制
　　・終末期の治療方針

〔須貝和則：診療情報管理パーフェクトガイド. 医学通信社, p44, 2019より〕

説明相手）長女，長男（本人は認知症が強く，同意能力なしと判断）
説　明　者）担当医
同　席　者）病棟看護師　　　　　　　　　　医師だけでなく，できるだけ多職種の同席を求める
場　　　所）カンファレンスルーム
内　　　容）施設へ長期入所され，誤嚥性肺炎を繰り返されていました。今回は3日前から発熱，咳，痰が出現し，改善しないため当院へ搬送され，精査の結果，誤嚥性肺炎と診断され入院されました。まずは酸素療法とともに抗菌薬の投与を開始します。
　元気になって施設へ戻れるように治療を行いますが，高齢で誤嚥性肺炎を繰り返されていたことから，適切な治療を行っても改善しない場合もあります。場合によっては呼吸や心臓が止まってしまったりする可能性もゼロではありません。そのような場合に，心臓マッサージや人工呼吸管理を希望されますか？　あるいは，これまでにそのようなお話をご本人・ご家族で話し合われたことはありますか？

「最善を目指し，最悪に備える」ために心停止時の対応について話を詰めておく

図1　誤嚥性肺炎の高齢患者へのIC記録例

のような場合，適切な治療を行っても心肺停止などの重篤な状態に陥る可能性がありますので，ICは極めて重要になります。

　図1は誤嚥性肺炎で入院した高齢患者のご家族に行ったIC記録の例です。この症例は，『成人肺炎診療ガイドライン2017』[2]における「易反復性の誤嚥性肺炎のリスクあるいは疾患末期や老衰の状態」に該当する高齢者であり，個人の意思やQOLを考慮した治療・ケアが推奨される症例であることを念頭にICを行っています。

　また，図1の医師の説明に対するご家族の反応を2パターン示します（図2～3）。高

長女「話し合ったことはないのですが，前からしんどいことや無理な延命はしてほしくないと本人が言っていました。子どもたちとしても，本人の意思を尊重してあげたいです」
→心停止時には，心臓マッサージや人工呼吸管理は行わない（DNAR：do not attempt resuscitation）方針となった。

長女「お水を飲みたいと言っているのですが，飲ませてもいいですか？」
→飲ませてあげたい気持ちはよくわかりますが，誤嚥が原因の肺炎で酸素投与も行っており，しばらくは水分や食事はやめて点滴などで栄養補給をします。症状が落ち着き次第，呑み込みの専門の先生にも相談して食事や水分の再開が可能かどうか確認します。

> 「誤嚥するから飲めるわけないよ」ではなく，家族の気持ちに配慮して回答する

図2 家族へのIC記録例：パターンA

長女「やれることは全部やってください」
→誤嚥性肺炎は食べ物を誤嚥する場合と唾液を誤嚥する場合があり，●●さんは唾液を誤嚥するタイプで，これまでも3回同じようなエピソードがありました。呑み込みの力（嚥下機能）が低下することが原因といわれており，●●さんの場合は年齢と体力の低下（フレイル）が一番の原因のようです。
　呼吸がもたなくなった場合に人工呼吸管理をすることはできますが，挿管に伴う苦痛のため鎮静薬を用いる必要があり，集中治療室での管理が必要となり面会もできません。また，改善して抜管できる場合もあれば，呼吸器から離脱できない場合もあります。若くて体力があり基礎疾患のない方は離脱できる可能性が高いですが，高齢で基礎疾患がある方は離脱できる可能性は低くなります。その場合は気管切開をして呼吸器を装着し続けることになります。
　一度装着した呼吸器は，つらそうだからやっぱり外してほしいとご家族が希望されても日本の法律では外すことはできません。ご本人の人生観も含めて，ご家族でよく話し合われたうえで，結論を出していただくのがいいかもしれません。
長女「わかりました。長男とも話し合ってみます」
→家族で話し合われ，心停止時にはDNARを希望された。

> その場で決められないことは持ち帰ってもらい，複数回説明する場合もある

図3 家族へのIC記録例：パターンB

齢者の場合，心停止後の人工呼吸管理からの離脱は難しいことがあるため，ICでは丁寧な説明が求められます。

　このように，高齢者，重症患者，認知症患者，小児（乳幼児）などで，自ら判断して意思表示をすること，すなわち同意能力に乏しいと考えられる場合はご家族のみにICを行うこともありますが，カルテにもその事実を記録しておくことが望ましいと思います。

　DNAR（蘇生を試みない）指示については，日本集中治療医学会の『Do Not Attempt Resuscitation（DNAR）指示のあり方についての勧告』[3]を参考にしていただければと思います。同勧告では，表2に示す7つの項目を提示しています。

　厚生労働省の『終末期医療の決定プロセスに関するガイドライン』[4]では，「医師等の医療従事者から適切な情報の提供と説明がなされ，それに基づいて患者が医療従事者と話し合いを行い，患者本人による決定を基本としたうえで，終末期医療を進めることが

最も重要な原則である」としています。一方で上記の勧告[3]では，「DNAR指示のもとに基本を無視した安易な終末期医療が実践されている，あるいは救命の努力が放棄されているのではないかとの危惧が最近浮上してきた」との懸念が示されています。私たちにできることは，1例1例，患者さんやご家族と丁寧な話し合いを重ね，バランス感覚を養っていくことではないかと思います。

2．がんの告知

　肺癌が判明した患者さんについて，ご家族への告知例を図4に示します。がんの告知

表2　DNAR指示についての勧告

1．DNAR指示は心停止時のみに有効である。心肺蘇生不開始以外は集中治療室入室を含めて通常の医療・看護については別に議論すべきである。
2．DNAR指示と終末期医療は同義ではない。DNAR指示に関わる合意形成と終末期医療実践の合意形成はそれぞれ別個に行うべきである。
3．DNAR指示に関わる合意形成は終末期医療ガイドラインに準じて行うべきである。
4．DNAR指示の妥当性を患者と医療・ケアチームが繰り返して話し合い評価すべきである。
5．Partial DNAR指示は行うべきではない。
6．DNAR指示は「日本版POLST－Physician Orders for Life Sustaining Treatment－（DNAR指示を含む）」の「生命を脅かす疾患に直面している患者の医療処置（蘇生処置を含む）に関する医師による指示書」に準拠して行うべきではない。
7．DNAR指示の実践を行う施設は，臨床倫理を扱う独立した病院倫理委員会を設置するよう推奨する。

〔日本集中治療医学会：日本集中治療医学会雑誌，24：208，2017より〕

説明相手）妻，長男
説明者）担当医
同席者）外来看護師，研修医A
場所）診察室
内容）血痰，体重減少，肺腫瘍の精査目的で紹介受診されました。残念な結果ではあるのですが，気管支鏡検査の結果，肺腺癌と診断されました（画像供覧，患者向け説明文書参照）。病期は4期であり，肺癌診療ガイドラインでは●●，●●などの治療方針が推奨されています。他の方法としては●●があります。希望があれば，他の病院で話を聞く（セカンドオピニオン）こともできます。何かご質問はありますか？
妻「治らないんですか？」
→肺癌の病期としては4期になりますので全部を取り除くことは難しいですが，がんがあってもいつもどおりの生活が送れることを目標としましょう。治療の進歩がある分野なので気を落としすぎないように，一緒に頑張っていきましょう。

告知を受ける者の心情に十分配慮し，正直にわかりやすく丁寧に伝える

推奨する治療，代替となる治療，セカンドオピニオンについて触れる

患者や家族の質問内容と回答はしっかり記載しておく

図4　がん告知のIC記録例

など「悪い知らせ」を伝えるのは，特に若い医師や研修医の皆さんにはストレスだと思います。私もそうでした。「患者さんにショックを与えてしまうのだろうな。でも伝えないわけにもいかない。どのように伝えたらいいのだろう……」そのような気持ちはいまもあります。

「それも経験で何とかなるよ」と言われる先生もいるかもしれません。もちろん経験は大きな要素ですが，トレーニングによっても改善することができます。日本緩和医療学会などが提供している「緩和ケア継続教育プログラム：PEACE PROJECT」(jspm-peace.jp) の受講など，診療以外にも学びの場はありますので，積極的に参加することをお勧めします。

3. 電話での病状説明

時には電話での病状説明が必要となることもありますね。特にコロナ禍では面会制限を行う病院が多くなり，その機会が増えたかもしれません。直接会って説明する場合と違い，言葉だけで情報を的確に伝えることが求められるので，ちょっとしたことでも誤解を招きやすく，慣れるまでは大変かもしれません。でも，ある程度パターンがあるので，それに従って話すことができればそれほど難しいというわけでもありません。少しずつできることを増やしていきましょう。

電話連絡の際は，まずは挨拶，そして相手の確認を行います。説明は平易な言葉を用いて簡潔に行いましょう（図5）。

4. 処置を行う場合のICは？

処置を行う場合は，処置により得られるメリットと合併症などのデメリットを説明し，患者さんから同意書にサインをもらうことが多いと思います。同意書には患者さん自身（ご家族は必要に応じて）に署名と日付を記入してもらい，控えを渡します。同意書だけ

説明相手）長男
説 明 者）担当医
同 席 者）なし
場　　所）電話
内　　容）■■病院研修医の▲▲と申します。
●●さんの息子さんの○○さんでよろしかったでしょうか？ ●—— 挨拶，相手の確認から始めること
●●さんは，○/○に胆嚢炎で入院され治療を行いましたが，お熱も下がってお腹の痛みも消え，血液検査でも炎症反応が低下しています。お食事も通常どおり食べられるようになっています。△日には退院可能と考えていますが，お迎えは可能でしょうか？

図5　電話でのIC記録例

説明相手）本人
説 明 者）担当医
同 席 者）なし
場　　　所）カンファレンスルーム
内　　　容）●●さんは右側に胸水がたまって息切れが出たために紹
介されました。胸水の原因を調べるために胸水検査を行いたいと思
います。胸腔穿刺とよばれる処置で，超音波で胸水の量を確認した
うえで，局所麻酔下に穿刺を行います（患者向け説明文書参照）。

　胸水検査により，悪いものがないか，菌がいないかなどを調べる
ことができます。一方で，気胸，出血，血圧低下や気分不良などの
合併症が生じる可能性があります。何かご質問はありますか？
患者「痛いですか？」
→局所麻酔をして痛みが出にくいようにします。ただ，もし痛いと
　きには麻酔を追加しますので声を出して伝えてください。急に動
　くと針先がずれて出血したり，重要な臓器を傷つけてしまったり
　する危険がありますのでご注意ください。

- 患者向け説明文書などを用いてわかりやすく説明する
- 推奨する検査のメリットとデメリット（合併症）を記載する
- 質問の機会を作る

図6　処置に関するIC記録例

でなく，問診票が必要な場合も（造影剤使用時など）一つひとつの項目を確認すること
を怠ってはいけません。

　ただし，本人に同意能力がないとか，同意能力はあるが字が書けないなどの理由で患
者さんがサインできない場合もあります。

　同意能力に乏しい患者さんには，前述のとおり意識障害患者や認知症患者，乳幼児な
どが挙げられます。字が書けないという患者さんには，全身状態が悪いとか手が震える
方，あるいは乳幼児などが挙げられますが，そのような場合は代筆することがあります。
特にご家族が同席できるようなときは代筆をお願いしますが，不在のときは許可をとっ
たうえで医療者が代筆することもあります。

　図6には胸水検査について患者さん本人に説明する場合の例を示しました。

　処置や手術など一般の患者さんが理解しにくい内容は，あらかじめ用意されている患
者向け説明文書やイラスト・図などを用いて，少しでも理解しやすいように工夫しましょ
う（患者向け説明文書についてはp. 45の補講で解説）。患者さんの不安を少しでも取り
除くために，質問の機会を設けるように配慮してください。

IC記録に求められること

　ここまで，IC記録のポイントについて症例を交えて解説しました。もちろん，ここで
示した書き方以外にもさまざまな記載の仕方があるはずです。病態が複雑な症例では，
要点を箇条書きにしたほうがわかりやすいこともあるでしょう。

　IC記録の目的は，患者さんやご家族と十分に話し合ったことを正確に記録しておくこ
とですので，その目的が達成される書き方であれば形にこだわりすぎる必要はないと思
います。

特に初期研修の間は，指導医の先生のそばでIC内容を聞き，それを正確にカルテに記載することがまず求められるでしょう。必要に応じてメモを取り，要約をカルテに記載しましょう。前述したように，患者・家族との質疑応答もきちんと記載してください。聞いた内容を正確に書くという，このトレーニングを繰り返すことによって徐々に自分のできることが増え，いざ自分でICをする場合でも，簡単なものだけでなく少し込み入った内容まで対応でき，適切にIC記録を記載できるようになっていきます。

　もう一つ，重要な点として「IC記録はできるだけ速やかに記録する」ことがあります。患者さんの病態は急に変化することがあります。IC記録がカルテにないために患者さんやご家族にとって望まない治療が行われることがないよう，他の記録以上にIC記録は早く正確に記載をしましょう。

　なお，ICのより詳しい実施手順に関しては，表3を参照してください。

ICがもっとうまくなりたいあなたへ

　「言いたいことがうまく言えない，予想外の質問の対応などでとまどってしまう」など，研修医のなかにはICに苦手意識をもっている人が結構多いです。

　そんなあなたにお勧めの方法があります。ずばり，看護師さんを相手にわかりやすく病状を説明する訓練を行うことです。「なぜ看護師さんなの？」「同じ研修医でもいいんじゃない？」と思う人もいるかもしれません。しかし，医師は意識する・しないにかかわらず，医師目線でものを考えてしまいます。一方，看護師は医学的知識をもちながらも，より患者さんに近い立場にあります。患者さんと接する時間が長いので，患者さんの疑問や心配事を直接聞く機会も多く，患者さんの性格や家族背景についても医師より詳しいことが多いのです。

　また，研修医が無意識に使う言葉のなかには，一般の人にはわかりにくい医学用語が隠れていることがあります。これは研修期間（医師としての経歴）が長くなるにつれて増えていく可能性がありますが，そんなとき，患者さんの理解度にあわせた話し方のアドバイスをくれるのが看護師なのです。

1．思いがけない情報がもらえるかも

　例えば少し込み入ったICを予定していて，患者さんにわかってもらえるかどうか心配なときは，「こんな感じで説明しようかと思うのですが，わかりにくいところはありますか？」と看護師に尋ねてみるのはどうでしょう。「いいと思いますよ」とか「その説明だとあの患者さんには難しいかも」などと言われることもあれば，時には「そういえば，○○さんの娘さん，確か看護師さんだったんじゃない？」，「耳が遠いから右側からゆっくり話してあげるといいかも」，「△△さんち，家が遠いからあんまり早い時間は難しいんじゃないかしら」など，予想しなかった情報が得られるかもしれません。

表3　ICの要件（例）と実施手順

例）【ICの要件】

ICが成立するためには，以下の要件を満たす必要がある。

1．同意能力：説明を理解し，医療行為を受けるか否かを自分で判断する能力。同意能力の有無の診断が難しい場合は，複数の医療従事者が判定し，診療録へ記録しておく。
2．説明：病名・病態，医療行為の目的・内容・必要性・有効性・危険性，代替となる治療法，何も治療しない場合に想定される結果など，可能な限りの情報を提示して説明する。
3．理解：医療従事者は患者の理解を促し，患者が真の自己決定ができるよう，わかりやすく説明する努力をしなければならない。
4．同意：患者の自発的な意思に基づくものでなければならない。強要や，適切な説明がなされずに得られた同意は無効である。

【ICの実施手順】

1．患者・家族に対しての説明
・原則，説明は主治医が対面で行い，手術説明は執刀医が行う。
・原則，担当医師や担当看護師も同席する。
・患者が質問しやすいような配慮や判断の支援をし，プライバシーが守れる個室で行う。
・模型や絵図なども活用して，わかりやすく具体的に説明する。
・決して強制はせず，同意までに時間をおくことや，複数回説明することも考慮する。
・説明・同意書は，患者に署名および日付の記入をしてもらい，控えを患者・家族に渡す。
・同意はいつでも撤回できることを説明しておく。
・説明後，患者の理解度の確認，追加の説明，精神的サポートなどの対応を行う。
・患者・家族が説明の内容を理解し同意した（しなかった）ことを必ず診療録に記載する。
・拡大手術，予定外手術などを行う必要が生じた場合は，可能な限り患者の代諾者に説明し，承諾を得る。
2．説明の内容・範囲
・診断・治療に必要な検査，診断結果，病名，現在の病態
・最善と考え推奨する検査・治療計画の提示，予測される効果と危険性（合併症，死亡率）
・代替となる選択肢の診断・治療方法（自院では実施できない標準的なものも含む）
・あらゆる治療を行わない場合の予後予測（ナチュラルコース）
・セカンドオピニオンを院外や他の医師に求める権利の確認と迅速かつ円滑な情報提供
・他院の患者がセカンドオピニオンを求めた場合は，患者利益を優先した客観的説明
3．説明・同意書の書式と記録
・説明・同意書の基本的な書式は統一する。
・すべての手術，侵襲の大きい検査・処置など，それぞれの書式を電子カルテの説明・同意書一覧からダウンロードする。
・患者氏名・診断名・文書の内容を確認する。
・説明を行った日付を記載し，説明者は署名する。原則として同時に医療側立会い者も署名を行う。
・説明・同意書を作成する際に，説明者の名前を入力したものについてはプリントアウトしたものに捺印し，入力しなかったものについては署名を行う。
・患者が内容を確認したうえで同意する場合には，患者本人が署名する（本人が署名できない状態あるいは未成年者で本人の意思確認が取れない場合などは代諾者が署名する）。捺印は必要ない。
・家族側の同席者については，必要に応じて，説明・同意に同席したことの署名をしてもらうか，診療録に記載しておく。
・手術・検査の説明・同意書は複写を患者に手渡し，原本は電子カルテにスキャナで取り込んだ後，診療情報管理室に保管する。
・説明・同意書の書式は，医療安全管理室のもと，診療情報管理室がチェックを行ったうえで，病院が承諾したものを使用する。既存の書式は定期的に見直しを行う。
・説明・同意書の監査については，診療情報管理室が行う。特に死亡退院事例に関しては，監査の結果を医療安全管理室にあげ，病院として把握することとする。
・診療録の量的・質的監査については，診療情報管理室にて行ったうえで，診療録等管理委員会に報告する。

〔須貝和則：診療情報管理パーフェクトガイド．医学通信社，pp43-44，2019より〕

2. ICの後にはフィードバックをもらおう

　また，ICが終わった後にも看護師に感想を聞くのがいいでしょう。研修医の皆さんが説明するときには，おそらく必要なことを説明するのに精一杯で，患者さんやご家族の反応をつぶさに把握するのは難しいのではないかと思います。「患者さんは半分くらいしかわかってなさそうだったけど，娘さんがしっかり理解されていて，後で患者さんに説明していたから大丈夫じゃないかな？」とか，「後ろの席にいた息子さんはあんまり反応がない感じだったなぁ」とか，これまた新たな発見が得られるかもしれません。

　いずれにしても，看護師からフィードバックをもらいながら少しずつでも良いICができるように精進していきましょう。看護師があなたの説明に大きくうなずいてくれるようになったら（そして患者さん・ご家族の反応まで見ることができるようになったら），あなたはもう一人前の医師です！

まとめ

- ●人：説明相手（患者，配偶者，子どもなど），説明者，同席者
  場所：診察室，カンファレンス室，ベッドサイド，救急処置室，電話
- ●説明内容の記載が冗長にならないこと。
- ●可能な限り，文章・イラスト・説明補助文書を準備する（次の補講，p. 45を参照のこと）。
- ●患者からの質問とそれに対する回答も記載する。
- ●看護師にわかりやすく病状を説明する力がつけば，患者さんへのICで困ることはない！

引用文献

1）須貝和則：診療情報管理パーフェクトガイド. 医学通信社，p44，2019
2）日本呼吸器学会成人肺炎診療ガイドライン2017作成委員会・編：成人肺炎診療ガイドライン2017. 日本呼吸器学会，2017
3）日本集中治療医学会：Do Not Attempt Resuscitation（DNAR）指示のあり方についての勧告；委員会報告. 日本集中治療医学会雑誌，24：208-209，2017
4）厚生労働省：終末期医療の決定プロセスに関するガイドライン. 2007

コラム
6

略語あるある

皆さんは，カルテを書くときに略語を使っていますか？

「あの略語，たぶんこういう意味だけど，フルタームとか語源は何なんだろう？」とか，「あの略語はカッコいいから自分も真似してみようかな」とか，思うこともあるのではないでしょうか。自分の周りにいる先生がどのような背景（診療科）の先生かによっても変わりますが，ここでは多くの病院の医師が使っていると思われる略語について説明します。なお，巻末（p. 130）に「知って得する略語集」を載せていますのでご参照ください。

最初にS/O，これは何の略かわかりますか？　そう，suspect of（の疑い）です。ではR/Oは？　rule outの略ですね。だから，「■■という疾患を疑っているが△△も外せない」というときには，「S/O ■■」，「R/O △△」などと書くことがあります。

では，「Dx」はわかりますか？　diagnosis plan（診断計画）です。さらに応用形で，「DDx」「D/D」は differential diagnosis（鑑別診断）になります。"x"は以後を省略してあるという意味で，例えば「Tx」は treatment plan（治療計画），「Ex」は educational plan（教育計画：病状説明やICなどに加え，生活指導などの患者教育を含む）などを表します。

検査所見に異常はないというときに，w.n.l.（within normal limits：正常範囲）という略語を用いたり，特別前と変わらないので大丈夫というときに，n.p.（nothing particular：特記事項なし）という略語を使ったりする先生もいます。カルテを書き始めの頃は略語がカッコよく見えるかもしれませんが，来る日も来る日も「n.p.」のカルテは決して良いカルテとはいえませんから，たまに使う程度にするのがよいかと思います。

本文でも出てきたDNARは結構多くの研修医が使っているように思いますが，正確なフルタームはもちろん知っていますよね？　そう，do not attempt resuscitation です。「resuscitation」は蘇生の意味です。DNRではなくてDNARですよ。「蘇生を試みない（attempt）」という意味の"A"が必要です。案外フルタームを聞かれると自信なさそうに答える人が多いので，しっかり確認しておいてください。

指導医の先生に，「いま忙しいから，Do処方でいいので出しといて」と言われたことはありますか？　この場合のDoは，「行う」ではなく「同じことを繰り返す」という意味です。なので，前回と同じ処方をすれば解決です。

初診記録は結構略語が使われることが多いです。CC（chief complaint：主訴）に始まり，一通りすべて略語があります。

- PI（present illness：現病歴）
- PH（past history：既往歴）
- FH（family history：家族歴）
- SH（social history：社会歴）

　もちろん，周りの環境などにより，略語を使う人と使わない人の傾向や割合は違ってきます。フルタームや日本語を使ってもまったく問題ないので，自分が気に入ったやり方で書けばいいかなと思います。

　それから，がんの種類による略語もあります。LK，MK，PKはわかる人が多いかもしれませんね。
- LK（lungenkrebs（独）：肺癌）
- MK（magenkrebs（独）：胃癌）
- PK（pankreaskrebs（独）：膵癌）

　ほかにCCCやRCCもありますが，これはご存知でしたか？
- CCC（cholangiocellular carcinoma：胆管細胞癌）
- RCC（renal cell carcinoma：腎細胞癌）

　がん関連だと，BSC（best supportive careベスト・サポーティブ・ケア：がんの症状を和らげる治療）もよく聞く言葉でしょう。がんついでに言うと，治療の効果判定基準を示す言葉にCR，PR，SD，PDがあります。がん種を超えて各科で頻用されています。これはぜひ覚えましょう。
- CR（complete response：完全奏効）
- PR（partial response：部分奏効）
- SD（stable disease：安定）
- PD（progressive disease：進行）

　薬剤の投与経路に関する略語は知っていますか？　静脈投与を意味するi.v.またはIV（intravenous injection）はよく聞くと思いますが，次の略語は案外知らない人もいるかもしれません。
- p.o., po（per os：経口投与）
- s.c., SC（subcutaneous injection：皮下投与）
- i.m., IM（intramuscular injection：筋肉内注射）

　外科の先生の「昨日の夜パンペリが来てさー」という会話を聞いたことはありませんか？　これはpanperitonitis（汎発性腹膜炎）の略です。「ご苦労さまでした」と平気な顔をして話についていってください。
　内科の先生から「夜タキッてて呼ばれたよ」と言われたら，「あ，"tachycardiaる"，頻脈ね」と理解して，「ワソラン®とか使ったんですか？」などすかさずツッコミましょう！　会話が弾む（？）かもしれません（笑）。

さらに，「ケモの人，ワイセ下がってきた？」，「まだ大丈夫そうです」なんて会話をしたことも皆さんあるかもしれません。そう，「ワイセ」は白血球のことです。ドイツ語から来ていて，白血球を意味するweißes Blutkörperchen（ヴァイセスブルートケルペルヒェン）の「weiß＝白」が由来とのことです。もちろん私もフルタームは言えません。舌を噛みそうな長いスペルです。現場では結構「ワイセ」を使っている人が多いように感じますが，日本人にしか通用しない言葉です。英語ではwhite blood cell（WBC）です。

最後に，「シャウカステン」という言葉は知っていますか？　「シャウカステン」は，レントゲンフィルムをかけ，後ろから光を当てて読影するための機器です。ドイツ語でSchaukastenと書きます。以前はこれにフィルムをかざしたり，フィルムを手に取って心陰影の裏に結節影がないかなと見たりしたものでしたが，私の周りの研修医はほとんど知りませんでした(*_*)。レントゲンフィルム自体，見たこともない人のほうが多いようですので無理もありません。むしろこれを知っているのは昭和世代かもしれません（笑）。

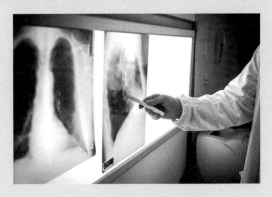

だいぶん脱線してしまいましたが，カルテでは略語をうまく使いこなせると便利なので，そのつど覚えていくといいかと思います。

患者向け説明文書を使って
win-winの関係に!

限られた時間でわかりやすい説明を

　患者さんに説明をするときは，専門用語を並べ立てるのではなく，平易な言葉で伝えることが重要ということは皆さんよくわかっていると思います。

　しかし，うまく伝えられないこともあって，もどかしい気持ちになったこともあるかもしれません。あるいは，時間をかければ説明できるけど，限られた時間で的確に説明する自信がないということもあるでしょう。そんなときに役立つのが，Lesson 5で触れた「患者向け説明文書」です。各病院で用意された文書があればそれを利用するのもよいでしょうし，ほしいものがなければ，関連する学会の一般向けWebサイト，製薬企業のWebサイト，医療従事者向けの医療情報サイト，その他アプリなどを利用すると探しているものが見つかるかもしれません。

　では，「患者向け説明文書」はどのくらい役に立つのでしょうか?

　胸腔穿刺を例にとってみましょう。大部分の患者さんは，胸水がどこに存在しているか，処置内容はどのようなものか，まったくわかりません。突然，胸腔穿刺をすると言われても心の準備ができません。その不安を少しでも和らげるためにも，イメージしやすい図表を用いての説明は有効です。

　処置や手術の際に取得する同意書は，一般的には文章だけのことが多いと思いますが，皆さんは文章だけでうまく伝える自信がありますか?　指導医の先生なら自ら絵を描いて表現することもできますし，説明自体もうまくできるので患者さんも理解しやすいことが多いですが，若い医師がそれと同等のレベルで説明をするのは至難の業です。この差を埋めるのが「患者向け説明文書」なのです。図1を見れば，胸水というのはここにたまっているのか，座って針を刺すのかなど，患者さんもイメージをつかみやすくなるのではないでしょうか?　もしかしたら，研修医にとっても「新しい気づき」があるかもしれませんね (^-^) ♪。

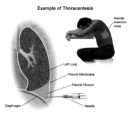

胸腔穿刺について

1. 目的
胸水がたまる原因は、肺炎、結核、癌、低栄養、心不全、腎不全、肝硬変など多岐にわたります。胸腔穿刺の目的は、胸膜腔内にある胸水を検査することで、肺、胸膜、胸部臓器の異常を調べます。

Example of Thoracentesis

Needle Insertion Area
Left Lung
Pleural Membrane
Pleural Effusion
Diaphragm
Needle

(Johns Hopkins Medicine よりイラスト引用)

2. 処置に関連して起こりうる合併症について
稀に局所麻酔薬や穿刺に伴う合併症が発生することがあります。合併症が生じた場合は、できる限り適切な治療を行います。
① 過敏症(アレルギー反応)
局所麻酔薬投与後数秒から数分で、灼熱感、発汗、頭痛、咳、喘鳴、呼吸困難、皮膚の紅斑、掻痒感、蕁麻疹、嘔吐、腹痛などが出現します。稀ですが、命に関わることもあります。アレルギーの既往がある方は必ず主治医にお伝え下さい。
② 迷走神経反射(気分不良・低血圧)
処置に対する不安や緊張による自律神経の反射で、気分不良、顔面蒼白、動悸、血圧低下などの症状が一時的に生じます。安静や点滴での治療を行います。
③ 出血、肺損傷
穿刺の際に、肋骨の間をとおる血管からの出血や、肺の表面が傷つき空気漏れが生じる場合があります。肺に穴が開いた場合は、空気を抜くためのチューブを入れて肺を膨らませる必要があります。
3. 処置後の経過について
合併症がないかレントゲンで確認し、終了となります。ご不明な点がありましたら医師または看護師にお尋ねください。
＿＿年＿＿月＿＿日　松山赤十字病院　呼吸器センター　＿＿＿＿＿＿＿＿＿＿

図1　胸腔穿刺の説明文書

喀痰採取の説明

　もう一つ例を出してみます。外来で「痰を取ってきてください」とお願いするときのために作成した説明文書です（図2）。ご存知のように，喀痰検査は「喀痰の質」が結果に大きく影響します。口の中の雑菌がたくさん混じっていたり，唾液ばかりであったり，保管の仕方が悪かったりする検体だと，検査の意義が乏しくなってしまいます。

　喀痰の採取は患者さんにお任せするしかないので，医療者側でコントロールできるものではありません。そこで正しい喀痰採取の仕方を伝えるわけですが，説明時間は限られているし，説明を受けていても時間が経つと記憶が曖昧になって，喀痰採取・保管方法を間違ってしまう人もいます。また，受付時間外に持参してもらっても検査ができない可能性もあります。このように，せっかく患者さんに負担をかけるのなら，結果をスムーズに臨床に活かせるよう，相手にわかりやすく誤解のない情報伝達をすることが重要です。

🫁 「よい痰の取り方」について

- 痰の検査は、感染症や腫瘍などの原因となる病気をみつけるためにとても重要です。「よい痰」をとることで、適切な診断ができる確率が高くなりますので、検査へのご協力をお願いします。

- 「よい痰」をとるには、
  ①できれば起床時にでた痰が最も望ましいですが、無理なら出た時でも十分です。
  ②痰を取るときには、

  - ◆ 歯を磨いて
  - ◆ 水道水でうがいをして
  - ◆ 何度か大きな深呼吸をしてゴホンと勢いをつけて咳をしてください
  - ◆ 出しにくい場合には、水を飲んだり、軽く体操をしたり、背中をトントンと軽くたたいてもらったりしてください

  (イラスト：ロシュダイアグノスティック株式会社より引用)

  ③痰は指定の容器にいれて、ふたをきちんと閉めて、氏名を記入して、できる限り早く呼吸器外来受付へ持ってきてください（9時～16時）
  - ◆ ティッシュなどにでた痰は容器に入れないでください

- 夜中にでた場合に限り、容器のふたをきちんと閉めてビニール袋に密閉してから冷蔵庫に入れて保管してください。翌日の朝一番で提出をお願いします。

- 前日分を一緒に提出する場合は、ふたにマジックで日付を書いてください。

「だ液」

「よい痰」
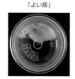

2016年1月 吉日　呼吸器センター

図2　喀痰採取の説明文書

▌複雑ながん治療の説明

　さらにもう一つ。当院では，新たにがん化学療法を受ける入院患者さんに対して，「化学療法のスケジュールや有害事象」を医師が口頭で説明し，文書のみの同意書を取得しています。ただ，それだけでは患者さんも完全には理解できず（当たり前ですよね。研修医の皆さんでさえそうですから），不安に感じられたり，同じような質問を繰り返したりして，お互いにストレスがたまることになりかねません。

　そこで「患者向け説明文書」の出番です！　当院では薬剤師からも「化学療法のスケジュールや有害事象」について説明をしますが，その際にA4サイズで1～2枚程度の説明文書を渡します。それが非常にわかりやすいと，患者さんはもちろん看護師や医師にも好評です。「いつ頃どの薬を投与して，どういった時期にどんな有害事象が起こりうるのか？」，「有害事象にどうやって対応すればいいのか？」など，フローチャートやイラストを使って，患者さんが疑問に思うこと，不安に思うことを想定しながら，わかりやすく伝える内容になっています（図3）。

　このように，少しの工夫をすることで，患者さんにとっては理解しやすく（患者満足度が高くなる），医療者も時間の節約ができることになります。皆さんも「患者向け説明文書」をうまく活用して，win-winの関係を構築してください。

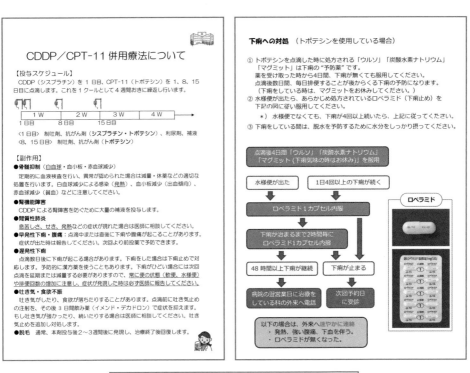

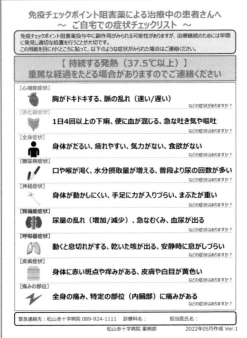

図3　がん化学療法の説明文書

情報盛りだくさん，
困ったときのよりどころ!

 ▶いまから緊急入院患者さんが入ってくるよ。準備しておこうか？

 ▶明日，2人入院予定だね。ちょっと予習しておこうか？

時間を有効に使ってカルテを書こう

1. 緊急入院のポイント

　指導医の先生から上のように声をかけられたら，皆さんはどんな準備をしますか？

　緊急入院ならまずは外来カルテで情報収集し，患者背景，疾患名（未診断の場合は病状）を大まかにつかむところから入ることが多いと思います。

　では，入院までの短い時間でさらにどんな準備をしますか？　最も大事なのは重症度の評価です。ショックバイタルであれば，まずバイタルを落ち着かせることが目標になります。酸素や輸液，昇圧薬がどれくらい必要かを考え，頭の片隅では集中治療室に移動する可能性も考えておきます。できれば指導医だけでなく外来/救急看護師からも情報収集（場合によっては直接外来に行って診察してもよい）ができるとさらによいでしょう。

　経験したことのない疾患を突然目の前にすると，研修医の皆さんはどうしたらよいかわからなくなることもあるでしょう。その点は指導医も十分理解していますので心配しなくて構いません。カルテは書けるところから書き始め，自分にできること（入院指示，入院関係書類の作成など）がないかを考えながら動いてみましょう。

　一口に緊急入院といっても，そこまで重症でない患者さんもいるので，慌てずにしっかり病態を評価することが大切です。マニュアル本を参考にしてもよいので，診察の大まかな流れを把握しておき，入院してから追加すべき問診，身体診察，検査項目を考えましょう。もし入院までの間に少しでも時間があれば，初診記録もある程度書き進めておくことができます。

2.　予定入院のポイント

　予定入院の場合はどうでしょうか？　まずは外来カルテ（必ずしもわかりやすいカルテばかりではないのであしからず(^_^;)）を見たり，指導医から直接情報収集をしたりして，患者さんの要点をつかんでおきましょう。

　予定入院では準備の時間がありますので，しっかり準備しておけば入院当日に慌てることはありません。準備不足で消化不良な研修生活を送らないためにも，予定入院の場合は前日までに病歴を作成しておくことをお勧めします。過去の入院サマリーがあると非常に役立ちますので最大限参考にしながら，疾患の勉強も前もってしておきます。

　研修医の皆さんは多くの診療科を短期間でローテーションしながら，そこで新たな人間関係を築き，各科・各病棟のローカルルール（指示出しの仕方，ちょっと怖い看護師さん（◎_◎;)の把握など）を覚えることになります。うまく乗り切るためには予習とメリハリが大事です。カルテの書き方も同じで，ちょっとしたコツを覚えれば指導医からも高い評価を得られ，時間を有意義に使えます。

　電子カルテを導入している病院では，カルテシステムに組み込まれた，あるいは各診療科・各医師独自のテンプレート（ひな形）があり，それに沿って記載することも多いかもしれません。必要な情報を漏れなく記載するために，皆さんも上手に活用させてもらいましょう。

初診記録は過不足なく書くことが大事

　初診記録は，主訴・現病歴に始まり，既往歴，家族歴，生活歴，さらには身体所見，検査所見，プロブレムリスト，鑑別診断，治療方針など，多くの情報を記載する必要があります（図1）。治療方針で困ったときや，退院時サマリー（Lesson11，p.94）の作成

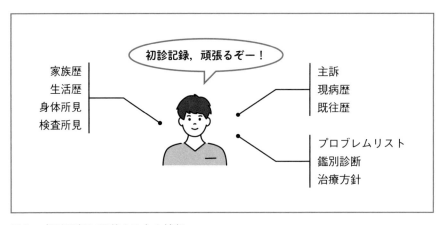

家族歴
生活歴
身体所見
検査所見

初診記録，頑張るぞー！

主訴
現病歴
既往歴

プロブレムリスト
鑑別診断
治療方針

図1　初診記録に記載する主な情報

時に振り返ってよりどころにするものなので，過不足なく記載されていなければなりません。例えば年齢，性別，基礎疾患の有無などの患者背景も，想起する疾患に大きな影響を与えますので，おろそかにしてはいけません。

初期研修医のカルテにあまり記載されておらず，指導医のカルテにはきちんと記載されていることが多いのが基礎疾患の有無です。「生来健康であった」とか「毎年検診を受けていたが，昨年まで異常は指摘されていなかった」などの情報ですね。「そんなの既往歴を見ればわかるでしょ。あえて書く必要あるの？」と思うかもしれませんが，ここを意識することで正しい診断にたどり着きやすくなります。

昨年まで異常を指摘されなかった疾患が急に出現したのか（acute），もともとある慢性疾患が増悪したのか（acute on chronic），こうした違いによって想定する疾患は大きく違ってきます。このときに基礎疾患の情報があると急性・慢性の病態判断や重症度の見極めにつながり，鑑別診断を絞ることができるのです。3つほど例を示します。

> ● 重症COPDとして薬物療法を受けていた←SpO_2が低めでも呼吸器症状や呼吸数の増加がなければ慌てなくてよい。
> ● 高血圧で降圧薬の治療を受けていた←収縮期血圧が普段より明らかに低下していればプレショックと判断できる。
> ● 総胆管結石があり胆管炎を繰り返していた←発熱のワークアップ時に参考になる。ただし，それ以外の疾患が鑑別に挙がりにくくなるので注意が必要！

このように，指導医は基礎疾患の有無によってバイタルサイン，身体所見，検査所見の解釈が異なることがわかっているため，基礎疾患の情報を既往歴だけではなくあえて現病歴に記載することがあります。

それでは項目別に記載のポイントを見ていきましょう。

▌主 訴

主訴は患者さんが受診や入院するに至った主な理由で，自覚症状がある場合とない場合（例：胸部の異常陰影，血液検査異常，心雑音など）とに分けられます。症状がある場合はそのまま記載すれば構いません。無症状の場合は受診理由を記載します。

何らかの症状があって紹介医から治療目的で紹介された患者さんの場合，症状か紹介理由どちらかを記載する医師と両方を併記する医師（例：食欲不振＜腎不全治療目的＞）がいます。患者さんの言葉をそのまま書くか，医療者が解釈してまとめて書くかという議論についてはLesson 3（p.14）でも解説していますので参考にしてください。

複数の症状があるときにいくつ記載するかについては決まりがありませんが，あくまで「主訴」ですから，個人的には代表的な症状を3つくらいまでにとどめています。

主訴と現病歴は矛盾がないように

　研修医のカルテで時折見かけるのが，現病歴の内容と主訴が一致していないカルテです。この後で述べるように，現病歴には主訴に関連する事項を書くわけですから，主訴に挙がっている症状が現病歴にないというのは矛盾しています。両者は一体化していますから，整合性を保つように意識してください。

現病歴

　現病歴では，主訴に関する自覚症状の特徴やその原因と考えられる疾患について，発症から現在に至るまでの経過を時系列に記載します[1]。つまり，いつから症状が出現し，その後症状がどのように変化していったか，また随伴する症状があればそれも含めて患者さんから情報を聞き出し，わかりやすくまとめてカルテに記載します。

　時間経過の記載の仕方としては，①具体的な日付を書く方法と，②入院日を起点として書く方法（入院●日前など）があります。どちらが優れているということはありませんが，プレゼンテーションや学会発表では個人情報の面からも入院日を起点とした表現が好まれ，入院時記録では日付が記載されていることが多いように思います。なかには両者を併記しているカルテもあります。

1. 治療歴も詳しく

　何らかの治療介入（医療用医薬品だけでなくOTC医薬品，漢方薬，サプリメントも含む）があった場合は，用法・用量も含めて治療内容と治療反応性（有効，部分有効，無効）を記載しておきましょう。実臨床では抗菌薬が効かないということで患者さんを紹介されることがよくありますが，その際は投与された薬剤に効果がなかったのか，投与量や投与法に問題はなかったかの判断が求められます。

　治療歴や検査歴について，患者さん本人から正確な情報を得にくいときは家族や友人，あるいは救急隊などから情報を得ることもあると思いますが，その場合は情報源についても書いておきます。

2. ROSで鑑別につながる病歴をとる

　現病歴をある程度書けたら，鑑別診断を念頭に置いた書き方ができているかという目線でカルテを見直してみてください（ついでに誤字・脱字のチェックも忘れずに）。患者さんの話をそのまま記載しただけでは十分な情報を得られないことが多いので，疾患特

有の情報を「取りにいく」作業が必要となります。想定する鑑別診断を念頭に，こちらから closed question で陽性所見・陰性所見を確認し，Review of Systems（ROS；患者の全身状態について漏れなく病歴をとるシステム）で整理します。カルテを読む側の医師にとって，現病歴は鑑別診断を考えるうえで大きなよりどころとなりますが，ROS を利用することで「ここまではわかっている」「これ以上はわかっていない」といった共通認識をもてますので，積極的に活用してほしいと思います。

　場合によってはチェックシートを使って系統的 ROS を実践する方法もあります[2]。これはチェック漏れが少なくなる一方で，少し煩雑になったり焦点がぼやけたりすることもあるので注意が必要です。

■ 既往歴

　既往歴には，既往の疾患のほかに輸血歴やワクチン接種歴，月経，妊娠，出産歴なども含まれます。既往の疾患については，名称だけでなく発症日時，医療機関名，治療内容がわかれば記載します。手術に関しては，術式がわかると有用な情報になるでしょう（仮にわからなくても，どのような治療内容だったか患者さんやご家族に尋ねてみてください）。

　他院からの紹介状に書かれている情報も活用してよいのですが，時折間違っていることがあるので患者さんに確認しておきましょう。この点は薬の服薬歴と組み合わせて既往歴を考えると間違いが減るかもしれません。「持病はない」と断言した患者さんの持参薬を確認したら大量の薬があり，「どういうこと？」と突っ込みたくなることもありますが，そこは大人の対応です（笑）。

既往歴？　併存症？　合併症？

　皆さんのなかには「既往歴」と「併存症」あるいは「合併症」という用語の使い分けに迷っている人もいるかもしれません。日本内科学会の専攻医登録評価システム「J-OSLER」が公開している資料[3]では，「既往歴」のみが記載項目としてリスト化されています。他の書籍を見ても「既往歴」と「併存症」の違いについて詳細に解説しているものは見つけられませんでしたが，一般的に「既往歴」は過去に罹患した疾患，「併存症」は主疾患と併存しやすい疾患を指すと考えられます。

　「合併症」は主疾患がないと発症しない疾病です。糖尿病でいえば，糖尿病性神経障害，糖尿病網膜症，糖尿病性腎症が3大合併症として知られていますね。また，動脈硬化は糖尿病の「併存症」に該当します。

家族歴

　家族歴も丁寧に聞いておきましょう。血縁関係にある人の病歴を聴取することが一般的ですが，感染症の患者さんにはシックコンタクト（病人との接触）を確認します。食中毒や新型コロナウイルス感染症でも，家族を含めた周囲の方（場合によってはペットも）の症状や生活歴などを問診することが診断の重要な手がかりになります。

　また，致死的な不整脈などでは突然死の家族歴について，また遺伝性疾患が鑑別に挙がった場合は，祖父母よりさらに世代を遡った家族歴について，性別も含めた詳細な問診が必要です。

生活歴（社会歴）

　生活歴は社会歴とあわせて「社会生活歴」と表記されることもあります。職業（仕事内容，職場環境），住所（地域環境），住居（構造・衛生状態），家庭（家族・経済状況），趣味・嗜好品（飲酒・喫煙など），1日の過ごし方，また宗教・人生観などが含まれます[4]。

1.　職業・住所に関連する疾患

　業務上の疾病，すなわち職業病の原因としては，業務上の負傷，身体に過度の負担がかかる作業，有害物質の曝露を受ける業務，長期間にわたる長時間勤務，心理的に過度の負担のかかる業務などがあります[5]。また，住居が関連する疾病としては過敏性肺臓炎，シックハウス症候群などがあります。下によく知られている職業病の例を示します。

- 肉体労働者の腰痛症
- 暑熱な場所での業務による熱中症
- 印刷労働者の胆管癌，石工職人の珪肺，石綿曝露歴のある労働者の悪性胸膜中皮腫

　臨床では問診にかけられる時間に限りがありますので，問診票などのツールを用いてスクリーニングをかけ，該当疾患に関連する事項については詳しく問診し直すということが現実的でしょう。

2.　一筋縄でいかない嗜好品の聴取

　嗜好品の確認，特に飲酒歴と喫煙歴の聴取にはちょっとしたコツがいります。

皆さんは，「タバコを吸ったことがありますか？」と聞いて「ないです」と断言した患者さんが実はヘビースモーカーだったという経験はありませんか。ない？　もしかしたら退院までだまされていたかもしれませんよ（￣▽￣）。

初回の問診で「タバコは吸わない」と言っていた患者さんに，「そうですか，いままでに一度も吸ったことがないのですね」と確認すると，「いや，先週までは少し……」という返事が返ってくることがあります（図2）。

同様に，吸わないと断言している患者さんの後ろで，ご家族の方が首を大きく横に振って，ウソがばれてしまったケースもあります＼(*°▽°*)ノ。　続けて「何歳から何歳までどれくらい吸っていたか，正直にお話いただけますか？」と聞くと，相当なヘビースモーカーだったということを少なからず経験します。

患者さんには「正直に言うと怒られるかな……」という心理があるのかもしれません。喫煙歴や飲酒歴などについては「患者さんは過少申告するものだ」と思ってください。名演技にだまされず，正しい情報を引き出せるようになりましょう。

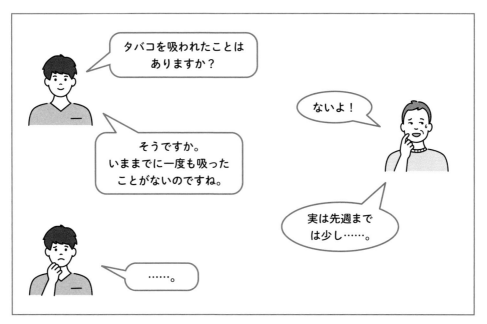

図2　喫煙歴の問診あるある

服薬歴

1．怠薬とポリファーマシーは要チェック！

服薬歴はお薬手帳や診療情報提供書（p. 117参照）があれば比較的確認しやすいですが，患者さんは処方された薬を全部飲んでいるとは限らないということを知っておいて

ください。紹介状にもお薬手帳にも服用歴が記載されていて，てっきり飲んでいるに違いないと思っていたら，入院後，看護師から「Aさん，自己判断でこの薬ずっと飲んでいなかったそうですが続けます？」と尋ねられたこともあります。この患者さんの場合，2年間も飲まない薬をもらい続けていたそうです。

　同じように，利尿薬の怠薬が原因で心不全を発症し，服薬指導をしただけで症状が改善した症例も経験したことがあります。たった一言，こちらから「○○病院で出された薬は全部飲まれていますね？」と確認するだけで解決することなので，服薬状況のチェックは必ずしましょう。

　ちなみに，薬のなかでも吸入薬は特に服薬アドヒアランスが悪いことが知られています。吸入回数や実際の吸入手技についても確認したり，可能なら薬剤師にも相談したりしましょう。

　これとは逆に，複数の病院で症状に応じて薬が処方されるうちに，気づいたら大量の薬をもらっている患者さんを見かけることがあります（なかには同種・同効薬の併用など有害事象が起きかねないことも）。いわゆるポリファーマシーの状態ですね。入院を契機に，整理できそうなら薬を必要最小限にしてみましょう〔退院時に内服薬が2種類以上減少していた場合は，薬剤調整加算として150点（2022年度時点の点数）が算定できます〕。

2.　慣れないうちは丁寧に確認しよう

　服用歴の確認では，薬の名前を正確に覚えてない患者さんが結構多いことも一つの壁です。「朝に飲む白くて小さいやつ」と言われても，複数の薬を飲んでいる場合は特定しようがありませんね。お薬手帳や薬そのものを見せてもらうとか，薬効を聞いてみるとよいでしょう。また，変わった色や飲み方の薬くらいは，あらかじめ知っておくと患者さんとの会話がスムーズにいくと思います。また，自分が処方した薬については患者さんにお願いして見せてもらうとよいでしょう。

　働き始めたばかりの研修医にとっては初めて出会う薬ばかりで，最近はジェネリック医薬品も多いので，薬の種類や量，投与方法について一つひとつ確認しておく必要があります。大変な作業ですが，誰もが通ってきた道です。頑張りましょう！

■ アレルギー歴

　アレルギー歴はとってもとっても重要です。救急外来で忙しいときでもアレルギー歴は絶対確認してください。特に何か薬を出すときは必ずです！！

　もしアレルギー歴があった場合は，カルテを共有する医療従事者すべてが共有できる記載欄（病院によって運用が異なると思いますので，ローカルルールに従ってください）に，詳細な内容を記載しておきましょう。その後診療する医師にとっても，アレルギー

歴はとても有益な情報となります。アナフィラキシーなどの重篤な副作用か，因果関係の不明な軽微な副作用かによってその後の対応が違ってきます。

入院時現症

　皆さんは入院時に頭のてっぺんから足の先まで，一通り診察を行うと思います。え，そこまでしていない？　確かに，疾患が原因不明の場合は誰しも真剣に身体診察を行いますが，疾患がほぼ特定されている場合は診察が緩くなってしまう傾向があります。

　大半の症例では初診時に想定していた疾患で合っているのですが，身体診察を軽んじていると時に痛い目にあうことがあります。例えば高齢者やフレイルの患者さんでは褥瘡の合併率が高いので，仙骨部を中心に患者さんを横にして確認してみてください。背中を見たら皮疹がたくさんあった，さらにそれが疥癬だったなんてことになると院内が大騒ぎになります(ﾟoﾟ;)。

　実際に研修医が経験した症例をいくつか紹介します。

Lesson 6 情報盛りだくさん，困ったときのよりどころ！

> ● 尿路感染症による発熱だと思い込み，心雑音や手掌・足底の斑点（Janeway lesion）を見逃してしまい後で後悔……。
> ● 発熱のみで身体所見は「正常」とカルテ記載した研修医と一緒に患者さんを診察したら，片側性の膝の腫脹があって偽痛風だった。
> ● 膿胸と診断して紹介してくれた研修医に口腔衛生の話をして，一緒に口の中を見てみたら，齲歯がひどく動揺歯もあり，すぐに抜歯してもらった。
> ● CT検査で頸部リンパ節腫脹を指摘されて身体診察をしたら，明らかなリンパ節腫脹を確認して後悔……。
> ● CT検査で腹部大動脈瘤を指摘され，研修医と一緒に診察したら明らかなbruit（血管雑音）を聴取して後悔……。

　身体診察でそれほど難しいことを求めているわけではありません。丁寧に身体所見をとることが大切です。簡単に検査ができる時代だからこそ，「まず検査をして，その後考える」ではなく，「丁寧な病歴聴取と身体診察を行い，想定する病態や疾患を確認するために検査をする」，あるいは「なぜその検査をしたのか説明できる」診療を目指してほしいと思います。

　身体診察に関しては優れた書籍が多数ありますので，参考にしながら臨床医としての基礎力を高めてください。また，自分の身体診察が正しかったのかどうか，必ず指導医からフィードバックをもらうことが重要です。

　身体診察は一朝一夕にできるようになるものではありませんから，コツコツと地力を養い，短時間で的確に身体所見をとれるように努力しましょう。

1. 残念なカルテ，ありがたいカルテ

　時折見かけるのが，テンプレートを使ってカルテ記載をしているにもかかわらず，診察ないし記載が不十分なために所見が陽性か陰性か不明のままになった研修医のカルテです。いくら優れたテンプレートがあっても，きちんと記載をしなければ宝の持ち腐れになってしまいます。

　入院時現症に記載されていると助かるのが，身長，体重，BMIなどの体格や栄養状態に関する情報です。情報収集の時間がないときは，やせ型なのか肥満なのか，中肉中背なのかといった見た目だけでも記載してください。肥満があれば生活習慣病や睡眠時無呼吸症候群，やせがあれば悪性腫瘍や消化器疾患・呼吸器疾患などが鑑別に挙がってきます。

　加えて，全身状態の評価も記載してください。極端な話，見た目（general appearance）が重症（sick）か元気そう（good）かだけでもOKです。カルテを読む側からすると，緊急性や感染症の有無を判断しやすく，患者さんをリアルにイメージしやすくなります。

2. バイタルサインの落とし穴

　研修医のカルテには（指導医のカルテよりも？）バイタルサインがきちんと記載されていることが多いですが，呼吸数が抜けていることがよくあります。SpO_2を簡単に測定できるせいか，どうも呼吸数が抜けがちなのですが，たとえSpO_2の値が同じであっても呼吸数が15回/分と30回/分では大違いですよ！　20回/分なら黄色信号，30回/分は赤信号です。呼吸数は呼吸器疾患だけでなく敗血症でも必須の項目（quick SOFA スコアの一項目）なので漏れなく記載してくださいね。呼吸数についてはLesson 3（p. 16）も参照してください。

　また，血圧については，患者さんの普段の血圧を知っておくと変化に気づきやすくなります。そこで，初診時の血圧には普段の血圧も併記しておくとよいと思います。

検査所見

　検査所見の記載は血液検査や画像所見が主体となります。

　血液検査所見は診断や重症度，治療方針の決定にあたって重要な要素の一つですので，記載するのは良いことです。ただし，Lesson 3（p. 17）でも述べましたが，電子カルテにおいて検査結果を全部コピペしただけの場合が見受けられます（しかもそれがカルテの大部分を占めていたりします……）。これでは検査した目的もはっきりしません。一部を記載するのはよいとして，検査結果を見ればすぐにわかる内容を機械的に貼り付けることはやめましょう。

画像所見については，自分一人で読影しなければならない場合もあれば，放射線科レポートが迅速に得られる場合もあります。仮にレポートがあったとしても，自分の目で必死に見て考えたうえで所見を記載するようにしましょう。その際，できるだけスケッチを描くことも忘れずに。

　ここまで初診記録の主な項目を解説しましたが，いかがだったでしょうか。ROSをうまく使ったり，薬剤の投与時は具体的な日時・投与量を記載したりすることで，よりわかりやすいカルテに変身します。各項目のまとめを表1に示しました。また，図3に実際の記載例をBefore & Afterで示したので参考にしてみてください。

　初診記録の記載において，この他に肝心なものとしてプロブレムリストがありますね。次のLesson 7でご紹介します。

引用文献

1）須貝和則：診療情報管理パーフェクトガイド. 医学通信社，p50，2019
2）山中克郎, 他・編：UCSFに学ぶ できる内科医への近道. 南山堂，2012
3）日本内科学会：病歴要約 作成と評価の手引き J-OSLER版. 2020（https://www.naika.or.jp/wp-content/uploads/J-OSLER/Tebiki_ByorekiHyoka.pdf）
4）酒巻哲夫, 他・編著：診療録の記載とプレゼンテーションのコツ. メジカルビュー社，pp76-77，2009
5）厚生労働省：職業病リスト（https://www.mhlw.go.jp/stf/newpage_30055.html）

表1　初診記録の書き方のまとめ

過去の退院時サマリーを有効活用する
　予定入院：前日までに病歴を記載する
　緊急入院：情報収集して重症度を評価し，書けるところから書き始める

・**患者背景**：年齢，性別，基礎疾患を意識する
・**主　訴**：単語で3つまで。現病歴と整合性をとる
・**現病歴**：基礎疾患の情報を把握する。疾患特有の情報を取りに行く
　　　　　　ROS（review of systems）をうまく使う，治療反応性も記載する
・**既往歴**：既往の疾患に加え，輸血歴，ワクチン歴，月経，妊娠，出産歴なども書く
・**家族歴**：感染症や食中毒では家族だけでなく周囲の人の症状も確認
　　　　　　遺伝性疾患の鑑別では家系を遡る
・**生活歴**：職業，地域，住居，経済状況，趣味・嗜好品など
　　　　　　喫煙歴・飲酒歴は過少申告に注意！
・**服薬歴**：実際に服薬している薬剤を確認する。ポリファーマシーもチェック
・**アレルギー歴**：とても重要。みんなで情報共有する
・**入院時現症**：全身状態，体格も記載。丁寧な身体診察を！
　　　　　　　　バイタルは普段のデータと併記する。呼吸数を忘れずに
・**検査所見**：コピペは最小限に。画像は自分で読んでスケッチを

初診記録:
BEFORE

70代女性
主　訴）腹痛，嘔吐
現病歴）本日朝食後より，腹痛，嘔吐が出現し改善しないた
　　　　め，救急外来を受診。自宅では発熱がみられたが，下
　　　　痢はなかった。安静にしていると痛みは我慢できる程
　　　　度だが，体の向きを変えても変わらない
喫煙歴）なし
飲酒歴）なし
既往歴）子宮筋腫，虫垂炎術後，胆嚢炎，膀胱炎
アレルギー歴）なし
服薬歴）●●●●
身体所見）JCS-2，BP 110/60，HR 120/min，BT 38.4℃
　　　　　結膜：貧血，黄疸なし
　　　　　心音：清，心雑音なし，呼吸音：正常
　　　　　腹部：平坦，軟，右上腹部の圧痛あり，反跳痛なし
検査所見）血液検査所見の貼り付け（カルテの半分くらいを占め
　　　　　る），腹部エコー：胆嚢腫大，壁肥厚あり，胆石なし
A/P）胆嚢炎として，抗生物質を開始する

> 家族などからも情報収集できないか？

> 具体的な日時を記載してみよう

> 鑑別診断を念頭に，ROSでまとめてみよう

> 特徴的な所見の有無をチェックしにいこう

> シンプルすぎでは？　診断の根拠は？　鑑別は？

初診記録:
AFTER

70代女性
情報源）同居の嫁
主　訴）腹痛，嘔吐
現病歴）1年前と3年前に胆嚢炎で入院歴があった。
　　　　○年□月△日 朝食後より腹痛，嘔吐が出現し改善し
　　　　ないため，救急外来を受診した。
　　　　ROS＋　右季肋部痛，右肩への放散痛，発熱
　　　　ROS－　下痢，体動による疼痛の増強
喫煙歴）なし
飲酒歴）なし
既往歴）子宮筋腫，虫垂炎術後，胆嚢炎，膀胱炎
アレルギー歴）なし
服薬歴）●●●●
身体所見）JCS-2，BP 110/60（自宅血圧130〜140/60〜
　　　　　70），HR 120/min，BT 38.4℃，RR 18/min，
　　　　　general：sick，やせ型，貧血，黄疸なし
　　　　　心音：清，心雑音なし，呼吸音：正常
　　　　　腹部：平坦，軟，Murphy徴候あり，反跳痛なし
検査所見）血液検査所見の記載あるいは貼り付け（重要な項目の
　　　　　み），腹部エコー：胆嚢腫大，壁肥厚あり，胆石なし
A）胆嚢炎の既往のある高齢女性に合併した，急性発症の右季
　　肋部痛と発熱，軽度の意識障害。右肩への放散痛や
　　Murphy徴候があり，画像所見とあわせて急性胆嚢炎を強
　　く疑う。悪性腫瘍や感染性心内膜炎を積極的に疑う所見は
　　なく，緊急ドレナージの適応はない
P）○/△〜　SBT/ABPC 3g　q6hr

> 情報源を追加した

> 基礎疾患の情報を追加した

> ROSを用いて陽性・陰性所見を比較

> 全身状態と体格を追加した

> 全体をサマライズし，診断の根拠や鑑別診断，治療方針について述べている

> 治療方針を具体的に記載した

図3　初診記録の Before & After

悩ましいプロブレムリスト作成の
コツと鑑別診断

プロブレムリストにまつわる疑問

　Lesson 6 では初診記録のうち，主訴・現病歴や既往歴，家族歴，生活歴，身体所見，検査所見などの書き方を学びました。この Lesson 7 では初診記録の後半として，プロブレムリストの作成と鑑別診断，治療方針について学びましょう。これは SOAP の A（Assessment），P（Plan）にあたる部分ですね。

　初診では Lesson 6 で挙げた記載内容をもとにプロブレムリストを作成し，鑑別診断を考え，さらに治療方針を決定するわけですが，実際はそう簡単にはいかないことが多いかと思います。プロブレムリストの作成過程に悩む研修医はたくさんいます。例えば次のような疑問を研修医の皆さんから聞きました。

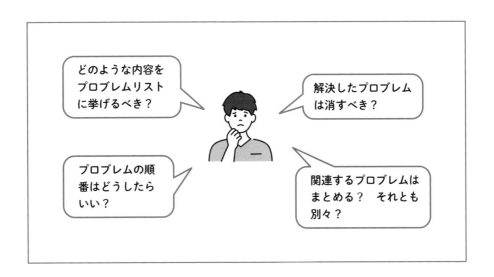

　以下では，これらの疑問に答える形で解説します。なお，さまざまな書籍のなかで阿部好文先生のまとめ[1] が理解しやすかったので，参考にさせていただきました。

プロブレムリストとして挙げる項目

まず，「どんな内容をプロブレムリストとして挙げるべきか？」について，表1に示します。順を追って解説しましょう。

1．すでに診断のついている病名

確定診断がついている病名については，迷う必要がありません。化学療法目的の入院や教育入院（糖尿病，慢性腎臓病，呼吸リハビリテーションなど）はまさにこのパターンに該当すると思います。前者であれば，治療薬の投与スケジュール，有害事象のモニタリングなどを中心に記載します。後者の教育入院であれば，合併症の評価や患者教育を多職種多面的に評価します。クリニカルパス入院[a]としている施設も多いのではないでしょうか。

2．病態生理学的状態

診断はついていないけれど病態生理学的な評価まではできている状態のことです。救急外来などで搬送され，バイタルサインを取ったばかりでこれから精査をしていく患者さんなどが典型的で，呼吸不全があることはわかるものの，心不全や肺炎，肺塞栓症など原因は特定できない場合などが該当します。

表1　プロブレムリストに挙げる内容

1．すでに診断のついている病名
2．病態生理学的状態
3．症状
4．身体所見
5．検査値の異常
6．社会経済的問題
7．心理的問題
8．重要な既往歴・アレルギー歴

〔阿部好文：問題（プロブレム）をたてよう．診療録の記載とプレゼンテーションのコツ（酒巻哲夫，他・編），メジカルビュー社，p99，2009より〕

---

a）クリニカルパス：疾患ごとに入院から退院までの標準化した検査や治療のスケジュールをまとめた診療計画書。医療の標準化と質向上につながる。

3. 症状

　患者さんの症状そのものですから、「2. 病態生理学的状態」より前の段階です。めまい、発熱、腹痛などの症状が該当しますが、診断名が確定した段階で「1. すでに診断のついている病名」のプロブレムに吸収されることになります。

4. 身体所見

　丁寧な身体診察をすることで、症状にかかわらず身体所見の異常を発見することができます。「1. すでに診断のついている病名」に付随した身体所見であれば、あえて別のプロブレムとして取り上げないことが多いですが、それとは無関係の場合は身体所見そのものをプロブレムとして取り上げることがあります。例えば他疾患の治療中に心雑音を発見した場合などです。この場合、精査をして心臓弁膜症と診断されたらプロブレムは心臓弁膜症に変わっていきます。

　この他、プロブレムに挙がりやすい身体所見として浮腫、リンパ節腫脹、甲状腺腫などがあります。

5. 検査値の異常

　血液検査や画像検査などで上の「1. すでに診断のついている病名」「2. 病態生理学的状態」に含めることができないときには、検査値の異常をプロブレムとして挙げることがあります。血液検査所見であれば肝・腎機能異常、電解質異常、画像所見であれば偶然発見された陽性所見などが該当します。

6. 社会経済的問題

　カルテに記載するのは医療の問題だけではありません。患者さんはさまざまな社会経済的な問題を抱えながら病院を受診されています。治療は受けたいけれど経済的に厳しいという患者さんは、皆さんが思っている以上に多くいます。高額療養費制度、難病医療費助成制度、身体障害者手帳制度などをできる限り利用して負担を軽減し、安心して医療を受けてもらうようにする必要があります。

　また、社会的にも高齢、認知力低下、独居、虐待など多くのプロブレムが存在し、医療のプロブレムが解決した後でも退院後の生活拠点を確保できないために退院できない場合があります。

　自宅への退院が困難と考えられるケースでは、医療の問題が解決する見込みが立った

段階で施設への入所や転院などの調整を行っておくとスムーズな連携が図れます。MSW（メディカルソーシャルワーカー）や療養支援を担当する看護師などと密に連絡を取っておくことが重要です。

7. 心理的問題

　身体疾患と思われる症状の裏に，抑うつや摂食障害などの心理的問題が隠れていることがあります。救急医療の現場でも自殺企図あるいは自傷行為としてのオーバードーズ（大量服薬）で搬送されるケースは少なくありません。そうした患者さんには精神面でのサポートが必須となりますので，必ずプロブレムとして取り上げ専門医への受診を勧めましょう。

8. 重要な既往歴・アレルギー歴

　すべての既往歴をプロブレムに挙げる必要はもちろんありませんが，合併症が起こる可能性のある過去の手術，再発しやすい疾患は別です。

　例えば，侵襲性肺炎球菌感染症として脾臓摘出後重症感染症（overwhelming postsplenectomy infection；OPSI）が知られています。また，CO_2ナルコーシスの原因として肺結核後遺症の既往歴や胸郭形成術などの手術歴が関係していることがあります。さらに，腹部の手術を受けた後にイレウスを繰り返している症例もあります。こうしたケースでは既往歴や過去の手術歴をプロブレムとして挙げたほうがよいでしょう。

　それ加え，薬剤・造影剤アレルギーなど決して見逃してはならないアレルギー歴は積極的にプロブレムに取り上げましょう。

プロブレムの順番の決まり

　次に「プロブレムの順番はどうしたらいいか？」ですが，①重要なものから記載するやり方，②時系列に記載するやり方の2通りがあると思います。どちらが正しいということはありませんので，自分に合った方法を見つけていくのがよいでしょう。

　個人的には，重要なプロブレムや活動性のプロブレムを一番上にもってくるようにしています。初診時のプロブレムが退院時にそのままの順番で存在するとは限りませんので，毎日の診療でそのつど整理し，順番も変更するようにしています。

解決したプロブレムを消すか消さないか

続いて「解決したプロブレムは消したほうがよいか？」ですが，基本的には消去しないほうがよいとされています[1]。その際，日付とともに「治癒」や「終了」と記載しておく方法があります。なお，「1．すでに診断のついている病名」「2．病態生理学的状態」に統合された場合はプロブレムリストの消去ではなく移動ととらえます。

関連するプロブレムの扱い

1．プロブレムの「統合力」を身につけるコツ

最後の疑問「関連するプロブレムはまとめるほうがよいか，別々がよいか？」について述べる前に，そもそも「プロブレムリストにどこまでの問題を記載して，どのようにまとめていくかがわからない」という悩みに直面している人もいると思います。実際，医学生や研修医になりたての医師にプロブレムを列挙してもらうと，プロブレムがたくさん提示される一方で，それらを統合する作業に苦労する姿を見かけます。

個々のプロブレムを有機的に統合するためには，医学的知識とともに臨床的に重みづけをする能力が求められます。私も研修医のときはプロブレムリストの作成に多くの時間と労力を割いたものの，各々のプロブレムをうまくつなげられず苦労した覚えがあります。

こういうときに有用なのが，指導医からのauditを受けることです。私の場合も，指導医の先生からそれぞれのプロブレムの関連性について尋ねられたり，医学的知識や臨床的な重要性について確認してもらったりするなかで，徐々に有機的なつながりを認識できるようになった気がします。

プロブレムリストを作成する→auditを受ける，この作業を繰り返すことで，皆さんもそれまで見えなかったものが徐々に見えてくるようになりますので，ぜひ指導医の先生に相談しましょう。

2．#は関連性がわかるような付け方を

では本題に戻って考えてみましょう。関連するプロブレムがあったとき，それぞれに「#」（ナンバーと読みます）を付けて「#1」「#2」と記載する方法と，「#1-1」「#1-2」と記載する方法があります。

関連するプロブレム以外にも複数のプロブレムがある場合は番号がたくさん必要となるので，関連していることがわかるように「#1-1」「#1-2」と枝番号を付けたほうが見や

> **コラム 7**　疑い病名をプロブレムリストに書かない
>
> 　プロブレムリストを挙げる際に気をつけてほしいのが，**疑い病名を入れない**ということです。確定診断がついた疾患に関しては確定診断を記載するわけですが，診断の過程でまだ疑いの段階であれば診断が覆る可能性もないとはいえません。にもかかわらず疑い病名をプロブレムリストに入れてしまうと，疑い病名に引っ張られて正しい診断の妨げになることがあります。
>
> 　例えばCT検査で肺癌疑いの腫瘍を指摘された場合，プロブレムリストとしては確定診断がつくまで「#肺腫瘍」としておきます。原発性肺癌かもしれませんし，転移性肺腫瘍かもしれませんし，肺膿瘍や器質化肺炎などの良性疾患の可能性もあるからです。
>
> 　どうしても疑い病名を入れたい場合は，「#肺腫瘍（S/O 原発性肺癌，R/O 転移性肺腫瘍，肺膿瘍）」のように記載する方法もあります。

すいかもしれません。一方で，関連するプロブレムであっても，単独でリストに挙げたほうがよい場合もあります。それは，そのプロブレムが日々変化し治療介入が必要だと考えられる場合です。

プロブレムリストを作ってみよう！

　では，プロブレムリストの例を2つ挙げてみます。

1. 認知症のある尿路感染症患者

　認知症のある患者さんが尿路感染症で入院しました（図1）。腎障害や電解質異常，さらに造影剤アレルギー歴もあります。初診の段階で，担当医は発熱が尿路感染症の症状であると判断しました。一方，電解質異常は腎障害に伴って生じた可能性に加え，入院前に使用されていた薬剤による可能性や副腎不全による可能性など複数の要因があると考えました。

　そこで，初診時のプロブレムリストには「#2腎障害」と「#3電解質異常」が併記されています。その後，精査をしていくなかで#3は#2の一部であると判断されれば，#2に統合されます。

A)

発熱は#1の症状で
あると判断できる
なら統合してよい

#3は，活動性や重要性があったり，#2以外に
も原因があると判断した場合は独立して記載
してもよい。後に#2に統合される場合もある

#1　尿路感染症 ......「すでに診断のついている病名」に該当
#2　腎障害 ......「検査値の異常」に該当
#3　電解質異常 ......「検査値の異常」に該当
#4　腰痛 ......「病態生理学的状態」に該当
#5　フレイル／認知症 ......「社会経済的問題」に該当
#6　造影剤アレルギー
　　（アナフィラキシー：○年□月△日） ......「重要な既往歴・アレルギー歴」に該当

重篤なアレルギー歴は誤って再投与さ
れることがないよう記載しておく

※カギカッコの記載は表1に
対応している。

図1　初診時のプロブレムリスト記載例：尿路感染症患者

A)

#1　**上部消化管出血**
　　吐血を主訴に救急外来を受診され，血圧低下，頻脈
　　がありショックバイタルであった。眼瞼結膜は貧血
　　がありHbも7.3g/dLまで急激に低下しており，輸
　　血の適応と考えられる。血液型，不規則抗体，クロ
　　スマッチ（交差適合試験）を提出し速やかに赤血球
　　濃厚液2単位を輸血する。同意書は取得済み。

#1と#2に関連性はあるが，初診
では分けてアセスメントしている

輸血が必要な医学的根拠を
記載。同意書を取得した場
合でも，輸血同意を得たこ
とはカルテに記録する

#2　**胃腫瘍（S/O胃癌，R/O胃悪性リンパ腫，消化性**
　　潰瘍）
　　#1の精査目的で施行した上部消化管内視鏡検査で
　　胃体上部に3型の腫瘍性病変を認め，止血処置を施
　　行した。肉眼的には胃癌の可能性が高いが，鑑別診
　　断として，胃悪性リンパ腫，消化性潰瘍などが考え
　　られる。バイタルサインが改善したら2nd lookで
　　生検を行う予定。

可能性が低くても念のため
鑑別を挙げておく

図2　初診時のプロブレムリスト記載例：吐血患者

2. 胃腫瘍からの出血が疑われた吐血患者

　　吐血を主訴に来院した患者さんがショックバイタルとなり入院しました（図2）。出血
性ショックに対して輸血の準備をしながら内視鏡検査を施行し，消化管出血が原因と判
明しました。胃に腫瘍がありましたが，止血処置が優先されたため，生検はすぐにはで
きませんでした。

　消化管出血と胃腫瘍は関連性があると予想されますが，どちらも活動性かつ重要なプロブレムなので，初診記録では別のプロブレムとして記載しました。検査が進むにつれて原因が胃癌と判明すれば1つのプロブレムに統合されると思います。

鑑別診断のつけ方・考え方

　さあ，ようやくプロブレムリストが完成しましたね。今度は鑑別診断を考え，治療方針を決定しましょう。そのためには，初診記録を見直して全体をサマライズしたうえで，診断の根拠を医学的見地から述べる必要があります。

　とはいっても，どうしようと困ってしまう人もいるのではないでしょうか。調べているうちに指導医の先生が方針を決めてしまい，それを追いかけるだけで精一杯ということもあるかもしれません。それはそれで仕方ありませんので，次回からは自分で考えられるよう一歩ずつ前進していきましょう。

　対策としてお勧めなのは，同期や先輩の研修医から前もって個々の症例や担当する疾患についての情報収集をしておくことです。横のつながりはとても重要です。また指導医の先生方には，お忙しいなかではありますが，研修医にヒントを伝えつつ，少しでも本人が考える時間を与えていただければありがたいです。

1. プロブレムが少ないときは治療プランも作ろう

　臨床では，プロブレムが少なく鑑別もしやすくて治療方針を考えることが主体になる場面もあれば，プロブレムが多くて鑑別診断を挙げるのがやっと，という場面もあるでしょう。

　プロブレムが少ない場合は診断の根拠を記載し（除外診断が必要な場合は該当する疾患を記載する），治療プランを作成します。このとき，プランAだけでなくプランB，Cまで用意できると素晴らしいですね。患者さんにも「●●という疾患に対して，まずはプランAを行いますが，改善しない場合はプランBを行う必要があるので，そのときはまた詳しく説明します」などと伝えることができます。

　そういう説明をしておけば，結果として病状が改善しなかったとしても想定の範囲内として，患者さんから「なんで良くならないんだ」などと言われる心配がありません。研修医の皆さんにそこまで求めるのはハードルが高いかもしれませんが，指導医の先生はプランBをもっていることが多いので，こっそり聞いてみてください(^^)/。

2. プロブレムが多いときは診断に注力

　一方，プロブレムが多いときはそれらを整理し，診断をつけることに力を注ぎます。

その場合，考えた鑑別診断をそのまま羅列するのではなく，大事な鑑別診断を3つ挙げたうえで，必要に応じてそれ以外の鑑別診断にも触れるようにしましょう（鑑別診断については Lesson 4 の p. 24 も参照）。医師のなかには，可能性の最も高い疾患を"most likely"，可能性の高い疾患を"likely"，可能性の低い疾患を"unlikely"として記載する先生もいます。

　もちろん診断に力を注ぐとはいっても，優先すべき治療がある場合はそちらの治療を並行して行います。

3. 診断過程のピットフォール

　診断過程においてピットフォールがあるとすれば，他の医師の意見を鵜呑みにしないことでしょうか。「●●疑い」として紹介されると，どうしてもその疾患を中心に考えてしまいがちで，他の疾患が鑑別に挙がりにくくなります。p. 66のコラムに書いた「疑い病名をプロブレムリストには入れない」と同じことですね。

　紹介医の診断疑いはいったん横に置いておき，まずは自分の頭でプロブレムリストを作成し，一から鑑別をし直してみましょう。結果として別の疾患と診断されることもあります。ただし，紹介医の診断名と違うことになったからといって，決して「紹介元の診断，間違ってたよ」ととらえないようにしてください！

　Lesson 1 にも書いた「後医は名医」という言葉を思い出してみましょう。初めて患者さんを診るよりも，そこで得られた情報を踏まえて再度問診や身体診察を行い，追加の検査を行ったほうが情報量は圧倒的に多いので診断には有利です。特に開業医の先生は医療資源が限られており〔採血はCBC（complete blood count）のみとか，画像検査はX線写真までとか〕，そのなかで専門外の分野も含めた幅広い疾患を相手にしなくてはなりません。自分がいつか逆の立場になることもあるわけですから，常に謙虚な気持ちを忘れずにいましょう。

　もちろん，どのような経緯で診断が変わったかについて，医学的根拠を述べて紹介医へ正しくフィードバックすることは重要です。その繰り返しを通じてお互いにwin-winの関係になれると思います。

▎おわりに

　2回にわたって解説してきた初診記録，いかがだったでしょうか？　息が上がってしまったという人もいるかもしれませんが，情報が盛りだくさんで困ったときにはよりどころとなる記録ですので，気合を入れて記載しましょう！

　初診記録の記載例はLesson 6 （p. 60）にも載せましたが，別の症例を紹介します（図3）。60歳男性，糖尿病教育入院の症例です。AssessmentとPlanを1つにしたカルテ記載になっています（AとPを分けるかまとめるかについてはLesson 3，p. 18を参照してく

60歳男性

主　訴）血糖コントロール不良

現病歴）X年よりA病院で糖尿病加療中（HbA1c：7.8％，尿タンパク
　　　　強陽性，糖尿病性腎症4期）であった。X＋1年からGLP-1受
　　　　容体作動薬，X＋2年から持効型溶解インスリンアナログ製剤
　　　　を開始されたが，血糖コントロール不良が持続した。X＋4年，
　　　　X＋5年に●●病院に教育入院した。
　　　　X＋6年よりHbA1c 9％台まで増悪し，腎機能の悪化がみられ
　　　　たため当科紹介受診し，教育入院目的で○月△日に入院した。

既往歴）30代〜タンパク尿，40歳〜脂質異常症，50歳〜高血圧，糖
　　　　尿病

家族歴）父：糖尿病，母：高血圧症，同胞2人，持病なし

体重歴）高校：60kg，20歳時：75kg，既往最大体重：85kg（40歳時）
　　　　入院時：82kg ●

職　業）タクシードライバー

生活歴）喫煙歴：20本/日（20〜60歳），飲酒歴：ビール350mL/日 ●
　　　　勤務歴：●時〜●時まで勤務，深夜1時に仕事終了して夕食食
　　　　べて昼まで寝る。勤務時間内は外食が多く，合間に菓子パンや
　　　　清涼飲料水の摂取あり。

内服薬）A病院：GLP-1受容体作動薬●mg，持効型溶解インスリンア
　　　　ナログ製剤●単位（以下略）

他科受診）眼科（眼科B病院）：単純網膜症，3〜6カ月ごとにフォロー

> 糖尿病教育入院のため，体重や生活歴などを詳細に記載する

A/P）

#1　2型糖尿病（HbA1c：9.8％）
　　　糖尿病発症後10年で神経障害，網膜症（NDR），腎症を合併。
　　　HbA1c 9％，随時血糖値185mg/dLと血糖コントロールは不良。
　　　GLP-1受容体作動薬：朝食前1.5mg，持効型溶解インスリンアナロ
　　　グ製剤：朝食直前16単位は継続する。

#2　慢性腎不全（腎症4期：eGFR 10.9mL/分）
　　　糖尿病性腎症4期，CKD G5A3だが，30代よりタンパク尿が出現
　　　しており，一度腎臓内科へコンサルトしておく。

#3　肥満症（BMI：27.7kg/m²）

#4　脂質異常症
　　　タクシードライバーで不規則な生活，食事となっているが，間食が
　　　多い，運動の習慣がないなど治療介入できる部分も多い。管理栄養
　　　士や理学療法士にも介入してもらい，改めて栄養指導と運動療法を
　　　行う。

> 糖尿病と合併症，生活習慣病などのプロブレムリストを作成し，治療プランを考える

図3　初診時のプロブレムリスト記載例：糖尿病教育入院患者

ださい）。紙面の都合で身体所見と検査所見は省きました。

　また，Lesson 6（p. 59）に初診記録のまとめの表を示しましたが，そこにプロブレム
リストと鑑別診断のポイントを追加した表を示します（表2）。

　初診記録の書き方は一つに限られるわけではありませんから，今回紹介した方法だけ
でなく，皆さんの周りの先生のカルテも参考にしながら，少しでも充実した初診記録が
書けるようになることを願っています。

表2 初診記録の書き方のまとめ（完全版）

過去の退院サマリーを有効活用する
　　予定入院：前日までに病歴を記載する
　　緊急入院：情報収集して重症度を評価し，書けるところから書き始める

- **患者背景**：年齢，性別，基礎疾患を意識する
- **主　訴**：単語で3つまで。現病歴と整合性をとる
- **現病歴**：基礎疾患の情報を把握する。疾患特有の情報を取りに行く
　　　　　　ROS（review of systems）をうまく使う，治療反応性も記載する
- **既往歴**：既往の疾患に加え，輸血歴，ワクチン歴，月経，妊娠，出産歴なども書く
- **家族歴**：感染症や食中毒では家族だけでなく周囲の人の症状も確認
　　　　　　遺伝性疾患の鑑別では家系を遡る
- **生活歴**：職業，地域，住居，経済状況，趣味・嗜好品など
　　　　　　喫煙歴・飲酒歴は過少申告に注意！
- **服薬歴**：実際に服薬している薬剤を確認する。ポリファーマシーもチェック
- **アレルギー歴**：とても重要。みんなで情報共有する
- **入院時現症**：全身状態，体格も記載。丁寧な身体診察を！
　　　　　　　　バイタルは普段のデータと併記する。呼吸数を忘れずに
- **検査所見**：コピペは最小限に。画像は自分で読んでスケッチを
- **プロブレムリスト**：・リストに挙げるべき内容は，①すでに診断のついている病名，②病
　　　　　　　　　　　態生理学的状態，③症状，④身体所見，⑤検査値の異常，⑥社会経
　　　　　　　　　　　済的問題，⑦心理的問題，⑧重要な既往歴・アレルギー歴
　　　　　　　　　　・疑い病名はリストに入れない
　　　　　　　　　　・プロブレムごとの関係性を考え，統合する作業を行う
- **鑑別診断**：サマライズしてからまとめる。他の医師の意見を鵜呑みにしない
- **治療方針**：プランBまで考えてみよう！

引用文献

1）酒巻哲夫, 他・編：診療録の記載とプレゼンテーションのコツ. メジカルビュー社, 2009

Lesson 8 手技記録

患者向け説明文書を使った ICと要点を押さえた記録を

　研修期間に経験しておくべき基本的手技は，①さまざまな医療現場で比較的頻度の高い手技（採血，末梢ラインの確保など），②習熟に知識と経験を要する手技（中心静脈穿刺，胸腔・腹腔穿刺，腰椎穿刺，気管挿管など）に分類されます。前者に対する患者さんの同意は口頭で行われることが多いですが，後者は合併症リスクもあるため，より丁寧な説明や同意書の取得，カルテ記載が求められます。

　手技を行うためには，まず適応・禁忌・必要物品の準備，解剖や手順の理解が必要となります。手技の実際については成書に譲り，ここでは同意書の取得とカルテの記載について解説しましょう。

同意書の取得

　まず同意書の取得では，通常，病院や診療科で作成された書類を用いて，手技の目的・内容，起こりうる合併症，代替手段の有無などについてインフォームドコンセント（通常は文書での同意書取得）を行います。

　大半の患者さんにとってはその手技が初めてなので，通り一遍の説明ではどのようなものなのか理解するのが難しいと感じることが多いようです。「痛いのかな，いつまでやるのかな，やらなくても済む方法はないのかな……」など，患者さんは不安でいっぱいです。そこで，少しでも不安が軽減できるように，絵やイラストなどが入ったイメージしやすい患者向け文書を用意したうえで，専門用語をできるだけ使わずに平易な言葉で，わかりやすく説明するように努めなければなりません（患者向け説明文書についてはp. 45の補講参照）。

カルテの記載

　次にカルテの記載です。手技を行った後は，その内容や合併症の有無などについて記載しますが，具体的には施行者・介助者，左右，部位，方法，時間，合併症などが挙げられます。研修医が施行者になる場合は，指導医の先生が介助者になるか一緒に施行者

として参加してくれることが多いと思いますので，指導してくれた先生の名前も記載しておきましょう。

　最も重要な事柄は，患者さんと，処置をする部位の左右を間違えないことです。「そんなの当たり前じゃない」と思われるかもしれませんが，左右の取り違えによる医療事故は残念ながら過去にも複数報告されており，それらを防ぐためにも手技や手術の前に重要事項をタイムアウトで確認することが勧められています。タイムアウトとは「小休止」という意味であり，医療現場では処置の直前に関係者全員で，「患者・処置の部位，処置の内容について間違いがないか確認する」[1]ことを言います。このタイムアウトを実施することで，より安全に手技を施行することができ，結果として，重大な合併症の発生を回避することが期待できます[1]。研修医の皆さんは，たとえ見学や介助者であっても，傍観者にならず常に自分が施行者のつもりで臨むように心がけましょう。

1．胸腔ドレナージのケース

　では，胸腔ドレナージの手技を例にとってみます。まずは患者向け説明文書（図1）を用いて説明を行います。患者さんの不安を解消できるように，説明の際には，痛み止めをしっかり使うことをはじめ，見込まれる処置時間や検査の目的を明確に説明しましょう。ただ，これまでに行った経験がないとか見たことのない手技の説明はなかなか難し

胸水・胸腔ドレナージについて

1. 目的
胸水がたまる原因は，肺炎，結核，癌，低栄養，心不全，腎不全，肝硬変など多岐にわたります。胸水を検査することで，肺，胸膜，胸部臓器の異常を調べることができます。
胸腔ドレナージは，胸腔内にたまった空気や胸水などをチューブを入れて持続的に抜き取ることで，肺を膨らませる方法です。病側の側胸部に局所麻酔をして，7 mm ほどのチューブを入れます。チューブは吸引器につなぎ，排液の状況や空気漏れの状況を観察します。

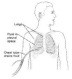

Lung

Fluid in pleural space

Chest tube drains fluid

(Fairview Health Services よりイラスト引用)

2. 処置に関連して起こりうる合併症について
稀に合併症が起きることがあります。合併症が生じた場合はその都度ご説明し，適切な治療を開始いたします。
① 過敏症（アレルギー反応）
局所麻酔薬を投与後してすぐに，灼熱感，発汗，頭痛，咳，喘鳴，呼吸困難，皮膚の紅斑，掻痒感，蕁麻疹，嘔吐，腹痛などが出現します。稀ですが，命に関わることもあります。
② 迷走神経反射（気分不良・低血圧）
処置に対する不安や緊張による自律神経の反射で，気分不良，顔面蒼白，動悸，血圧低下などの症状が生じます。安静や点滴などで治療します。
③ 出血，肺損傷
チューブを挿入する際に，肋骨の間をとおる血管からの出血や，肺の表面が傷つき空気漏れが生じてしまう場合があります。
3. 処置後の経過について
専用のチューブと機械が体につながりますが，移動はできます。痛みは我慢せず，スタッフにお伝えください。
ご不明な点がありましたら医師または看護師にお尋ねください。

＿＿年＿＿月＿＿日　　　@@@@病院　　　@@@@科　　　@@@@@@

図1　胸水・胸腔ドレナージの説明文書

いので，最初は指導医の説明の仕方をよく聞いてみてください。手技を見学したり実際に施行したりすることができれば，患者さんにもうまく説明できるようになりますからご安心を。もちろん，侵襲的な処置を行う際は，アレルギー歴，抗血栓薬服用の有無，血小板や凝固系のチェックは忘れないでくださいね。

　無事，手技が終了した後はカルテ記載をします。施行者・介助者に加え，穿刺部位，使用したデバイス，手技内容を簡潔にまとめます。手技施行中のバイタルサインについても記載します。処置後に画像検査を行った場合は，その結果についても記載します。すべてが記載されて初めて手技記録の完成となります（図2）。

　一方，正しい手技を行ったとしても100％合併症が起こらないとはいえません。血管誤穿刺や気胸の誘発，血圧低下や徐脈，あるいは単回穿刺でうまくいかず複数回穿刺を行ったなどの場合は，客観的な事実を書き，その後のバイタルサインについても漏れなく記載することが重要です。たとえ合併症を誘発したとしても，きちんとバイタルを確認しながら適切に対応していたという事実が何よりも重要であって，記載がなければ確認していなかったととられかねません。

　図3は，胸腔穿刺施行中に血管迷走神経反射を起こして手技を中断した症例です。実際の現場でも想定外のイベントが起こることがあります。そのため，あらかじめ合併症の可能性について患者さんに説明しておき，万一発生した場合には適切な対応ができるように準備しておくことが大切です。

・施行者：●●Dr，介助者：●●Dr
・手技内容：右胸腔ドレナージ
・左側臥位にてエコーでフリースペースを確認のうえ，右第5肋間前腋窩線より試験穿刺で胸水の逆流を確認した。ペアンで鈍的に胸腔内へ到達したことを確認した後，20Frダブルルーメンチューブを15cm挿入した。穿刺部からの出血はなく，呼吸性変動は良好でエアリークはみられなかった。
　　施行前後のバイタルは著変なかった。黄色混濁の胸水500mLを排液し，施行後の胸写で胸腔内へ留置されていることを確認した。
・手技時間：30分　　　処置後の合併症：なし

図2　手技記録の例：胸腔ドレナージ

・施行者：●●Dr，介助者：●●Dr
・手技内容：左胸腔穿刺
・座位にてエコーでフリースペースを確認のうえ，1％キシロカイン®で局所麻酔を施行した。胸腔穿刺で胸水の逆流を確認できたが，直後より発汗，気分不良が出現した。SpO_2は99％（RA）であったが，血圧／脈拍が施行前100/60/80→施行後80/40/40と低下していた。
　　処置を終了しベッド上で仰臥位とし，乳酸リンゲル液でルート確保しアトロピン1Aを静注したところ，症状の改善と血圧／脈拍の回復が確認された。検査後の胸写では気胸は確認されなかった。
・処置後の合併症：あり（血管迷走神経反射）

図3　手技記録の例：胸腔穿刺；合併症あり

2. 中心静脈穿刺のケース

　次に，中心静脈穿刺の症例を考えてみます。

　施行者・介助者，左右，部位，方法，時間，合併症などについて，漏れなく記載することはこれまでと同じです。手技に習熟していない段階では手技記録を記載すること自体が手技の上達につながると思いますので，きちんと記載する習慣をつけましょう（図4）。

　病院によっては，医療安全の面から侵襲的な手技に関するチェックリスト（図5）を

- 施行者：●●Dr，介助者：●●Dr
- 手技内容：中心静脈穿刺
- まず，仰臥位，Trendelenburg体位をとり，タイムアウトを行った。1％クロルヘキシジングルコン酸塩エタノール消毒2回，エコー（プレスキャン）で右内頸静脈の走行を確認。1％キシロカイン®で局所麻酔を施行した後，リアルタイムエコーで確認しながら試験穿刺で血液の逆流を確認し，アロー®を用いて22G針で本穿刺を施行。逆流を確認した後，ガイドワイヤーを挿入し，エコー（長軸像）で血管内に留置されたことを再確認した。
  　次にメスで小切開を加え，ダイレータを挿入しダブルルーメンカテーテルを13cm挿入し，固定した。施行中に不整脈や局所の腫脹，バイタルサインの異常はみられなかった。胸写で，適切な位置に留置され気胸がないことを確認した。
- 手技時間：30分　　処置後の合併症：なし

図4　手技記録の例：中心静脈穿刺

- 施行者：●●Dr，指導者：インストラクター ●●Dr
- 挿入前：タイムアウト
  1) 挿入日：○/△
  2) 患者氏名：リストバンド確認
  3) 施行場所：ICU
  4) カテーテル種類：CVC
  5) 実施状況：インストラクター立ち合い
  6) バイタルサイン：BP 120/60，HR 110，SpO$_2$ 98％
  7) IC：同意書あり
  8) 準備機材：カテーテルキット（ダブル），パルスオキシメーター，心電図モニター
  9) 任意機材：酸素，救急カート，AED
- 挿入中
  1) 挿入部位：右内頸
  2) 感染防御：手洗い，マスク，キャップ，滅菌ガウン，滅菌手袋，全身滅菌ドレープ，滅菌ショーツ
  3) 皮膚消毒：1％クロルヘキシジングルコン酸塩エタノール
  4) 挿入方法：エコーガイド下（リアルタイム法）
  5) 穿刺回数：1回
  6) 挿入確認：長さ13cm　針糸固定2針
  7) 皮膚被覆：テガダーム
- 挿入後
  1) 胸部X線：異常なし
  2) カテーテル先端位置：良
  3) バイタルサイン：BP 124/68，HR 104，SpO$_2$ 99％
  4) 刺入部：異常なし
  5) 自覚症状：なし

図5　チェックリストの例：中心静脈穿刺

用いて記載しているところもあるかもしれません。研修医は手技の確認ツールとして使ってもよいでしょう。

おわりに

　上級医のカルテを見ると，手技記録は簡潔な記載にとどまっていることも多いかもしれません。決してそれを推奨するわけではありませんが，必要最小限のことは記載されているはずですので，押さえるべき部分（特に合併症の有無）はどこかを把握しておきましょう（図6）。繰り返しになりますが，研修医の皆さんはまず基本に忠実に記載する習慣をつけましょう！

胸腔ドレナージの場合（図2と同じ症例）
・施行者：●●Dr，介助者：●●Dr
・左側臥位にてエコーでフリースペースを確認のうえ，右第5肋間前腋窩線より20Fr ダブルルーメンチューブを15cm挿入した。施行中にバイタルサインに著変なく，黄色混濁の胸水500mLを排液し，施行後の胸写で胸腔内へ留置されていることを確認した。

中心静脈穿刺の場合（図4と同じ症例）
・施行者：●●Dr，介助者：●●Dr
・リアルタイムエコーを用いて右内頸静脈にダブルルーメンカテーテルを13cm挿入した。施行中に合併症はなく，胸写で適切な位置に留置され気胸がないことを確認した。

図6　簡潔な手技記録の例

コラム8　早起きして看護記録をチェックしよう！

　皆さんは，病院に何時に来て，どんな準備をしていますか？　朝が強い弱いはあると思いますが，医師としてやっていくには，早起きをするといいことがいっぱいあります。とにかく朝早く来てカルテを見て，患者さんを診察することでいい1日が送れます。調子の悪い患者さんをいち早く発見できれば，指導医に報告してプランを立てることができます。前日までの入院患者さんが落ち着いていれば（方針が決まっていれば），ほかに緊急入院があっても余裕をもって対応できます。「この先生はよくやっているな」と思う研修医は，間違いなく朝のスタートが早いです。

　では，早ければそれだけでいいか？　というとそうではありません。皆さんは，カルテを開いたときに何をチェックしていますか？　限られた時間のなかで効率良く評価するために，私は2つの項目を見ています。

　1つ目は**経過表**です。まずはバイタルサインを見て，大きな問題がないことを

確認します。発熱や呼吸不全などがあればその原因を考え，疾患の経過として説明がつきそうか，改めてワークアップが必要かどうかを考えます。

2つ目は**看護記録**です。看護記録には，皆さんが帰宅した後，次の日の朝までにどのようなイベントが起こったのかが詳細に書かれています。もちろん入院の契機となった疾患の経過はチェックすると思いますが，想定外のイベントが記載されていてびっくりしたことはないでしょうか？　転倒であったり，不穏（おとなしい方が不穏によって日中とは別人のような姿を見せることがあります）であったり，はたまたタバコを吸っていることがわかったりと，夜間にはいろんなことが起こっています。

患者さんは医師に言えない悩みや怒りを看護師にぶつけることもあります。暴言や時には暴力（認知症の方に引っかかれるとか）を受けていることもあります（なので看護師からのボヤキはやさしく受け止めてあげてください）。まずは夜間のイベントを把握し，それから診察に臨むようにしてみてください（深夜の看護師からも情報が得られればベストですが，疲れているので時にきつく当たられるかもしれません。あしからず……）。

朝の時間は限られていますから，自分で解決できる問題はササっとやっておき（足りない薬を出すとか，簡単な指示を出すとか），指導医に相談する必要がある事項は問題点を洗い出しておきます。

このように，朝のうちにメリハリをつけて2つの項目をチェックしたうえで回診やカンファレンスに臨むことを毎日続けてください。やればやるほどどんどん作業が早くなって，より多くの患者さんをより的確に評価できるようになります。

また，夜間には自分の代わりに他の医師が対応してくれていることもあります。そのようなカルテ記載は逃さず見つけて，**言われる前に朝一でお礼を言いに行きましょう！**　「昨日は●●さんのご対応，ありがとうございました」とお礼の言葉をかけられて嫌な気がする人はいません。「あー，あのときはこんな状態でこうしようかと思ったんだけど，あの所見があったからこの薬を使って良くなったんだよ」など，新たな学びが得られるかもしれません。

コラム
9

「ゾロ」「バイオシミラー」って知っていますか？

皆さんは「ゾロ」という言葉を聞いたことはありますか？　もしかしたらベテランの先生がつぶやいているのを聞いたことがあるかもしれません。先発医薬品の特許権がなくなるとゾロゾロたくさん出てくるので，以前は「ゾロ」「ゾロ薬」とよばれていましたが，商品名ではなく有効成分を指す一般名（generic name）

で処方されることが多い欧米にならって，いまでは「後発医薬品」「ジェネリック医薬品」という呼び名が定着しました[2]。

　後発医薬品（ジェネリック医薬品）は，先発医薬品と治療学的に同等であるとして製造販売が承認されたもので，一般的に研究開発に要する費用が低く抑えられることから，先発医薬品に比べて薬価が安くなっています。厚生労働省によれば，後発医薬品は①国の厳しい審査をクリアし，②低価格で個人の負担が軽くなるという安心・信頼があり，これにより③医療費の有効活用，④医療保険制度を次世代に引き継ぐことが期待されています。

　厚生労働省では2013年の段階で，2018〜2020年度末までのなるべく早い時期に後発医薬品の数量シェアを80％以上とする目標を定めました。しかし，2020年に製薬企業の不正発覚が相次いだことで，医薬品で最も重視されるべき品質や安全性に関して重大な疑念が生じています。

　また，後発医薬品と混同しやすい用語に，**バイオ後続品（バイオシミラーbiosimilar）**があります。遺伝子組換え技術などにより細胞，酵母，細菌などから産生されるタンパク質由来の医薬品を「バイオ医薬品」といいますが，先行バイオ医薬品の特許が切れた後に，他の製薬企業から発売されるバイオ医薬品が「バイオ後続品（バイオシミラー）」です[3]。後発医薬品と何が違うの？　という声が聞こえてきそうですが，分子サイズが小さく，化学合成によって先発品と完全に同一の製品を製造することができる後発医薬品に対し，**バイオ医薬品は分子サイズが大きく構造が複雑なため，製造業者が異なることによる製造工程の違いの影響を受けやすく，先行品と完全な同一品を製造することは困難**です。そのため，新薬に準ずるさまざまな試験により，先行バイオ医薬品と品質・効果・安全性が「同等」であることが検証されてバイオ後続品となります。

　現在のところ，フィルグラスチムBS注（先行品：グラン®注），インスリン グラルギンBS注（先行品：ランタス®注），リツキシマブBS注（先行品：リツキサン®注），トラスツズマブBS注（先行品：ハーセプチン®注），ベマシズマブBS注（アバスチン®注）などの製品があり，臨床現場でも広く使用されています（BSはbiosimilarの略称です）。

引用文献

1) 日本集中治療医学会薬事・規格・安全対策委員会：日本集中治療医学会 集中治療室における安全管理指針. 日本集中治療医学会雑誌，28：29-59，2021

2) 富山大学大学院医学薬学教育部（薬学系）・薬学部：教員コラム TOM'S薬箱；ジェネリック医薬品をご存じですか？（http://www.pha.u-toyama.ac.jp/toms/column05/index.html）

3) 国立がん研究センター中央病院薬剤部：バイオ後続品（バイオシミラー）についてQ＆A. 2020（https://www.ncc.go.jp/jp/ncch/division/pharmacy/040/generic/000/biosimilar/index.html）

分刻みで変動しうるICUでは
オリジナルの書き方がある

　▶先生，この患者さんのRASSはどれくらいにしましょうか？

　▶ラス？ ですか？？　ちょっと上級医の先生と相談しておきます……。

集中治療と一般病棟の違い

　集中治療室（intensive care unit；ICU）に入院した重症患者さんを担当するとき，皆さんはカルテの書き方を変えていますか？　上級医のカルテをテンプレートに，それを改良して使ったという人も多いかもしれません。一方で，カルテどころかどうしていいかわからず，指導医の先生の後を追いかけるのに必死だったという人もいるかもしれません。目まぐるしく変化する重症患者さんの対応は，普段の一般病棟の患者さんへの対応とは大きく異なるので，カルテ記載で求められることも自ずから違ってきます。

　例えば，人工呼吸管理などで鎮静中の患者さんの鎮静深度を評価する場合は一般的に主観的な鎮静スケールが用いられるので（当院では表1 [1] に示すRASSを採用），それに準じた記載をします。また，病態のみで病名がつかない状態で入室される患者さんに対しては，病態を中心とした考察が求められます。加えて，使ったことのない機器（ECMOやIABPなど）や未経験の処置（気管切開，血漿交換など）があれば，何をモニターしてみればいいのか理解したうえでカルテを記載する必要があります。

　もちろん，このあたりは上級医からの指導があると思いますし，慣れれば流れを把握できるので心配しすぎる必要はありません。ただ，このような混乱のなかでもカルテの作成は迅速かつ正確に行う必要があります。

ある日の集中治療記録より

　集中治療を受けている患者さんを例に，ある日のカルテを抜粋して示します（図1〜2）。尿路感染症による敗血症性ショックで挿管下の人工呼吸管理（invasive positive

表1　Richmond Agitation-Sedation Scale（RASS）

Score	Term	Description
＋4	闘争的	明らかに闘争的であり，暴力的。スタッフへの危険が差し迫っている
＋3	高度な不穏	チューブ，カテーテルを引っ張ったり抜いたりする。または，スタッフに対して攻撃的な行動がみられる
＋2	不穏	頻繁に目的のない動きがみられる。または，人工呼吸器との非同調がみられる
＋1	落ち着きがない	不安あるいはそわそわしているが，動きは攻撃的であったり活発であったりはしない
0	覚醒/穏やか	
－1	傾眠	完全に覚醒はしていないが，声に対し10秒を超えて開眼し，アイコンタクトがある
－2	浅い鎮静	声に対し短時間（10秒に満たない）開眼し，アイコンタクトがある
－3	中程度鎮静	声に対して何らかの動きがある（しかし，アイコンタクトがない）
－4	深い鎮静	声に対し動きはみられないが，身体刺激で動きがみられる
－5	覚醒せず	声，身体刺激で反応はみられない

〔卯野木　健，他：日本集中治療医学会雑誌，15：179-188，2008より〕

医師A

S）　RASS-1，吸引刺激で咳嗽反射あり

O）　**呼吸**：IPPV（A/C，FiO_2 0.5，PEEP 8，PS 4），両肺のcracklesは改善傾向
　　　CX-r：挿管チューブの位置ずれなし，両肺の浸潤影は改善傾向
　　　循環：NA 0.1γでSBP 100を維持，水分バランス（in 2,400mL，out 2,000mL）
　　　意識・神経：日中はRASS 0〜1，夜間－2〜0を目標に，フェンタニル1〜
　　　　　　2mL/hr，ミダゾラム2〜4mL/hrで調整中
　　　環境：IPPV＋CVC＋CHDF＋尿バルーン，フットポンプ
　　　　　　カテーテル挿入部の腫脹・発赤なし，下肢腫脹なし
　　　感染：血液培養2セットと尿から大腸菌
　　　電解質・体液：K 5.1→4.5まで低下
　　　血糖・栄養/リハビリ：経管栄養300mL×3回，食後血糖250mg/dL

A）　#1　敗血症性ショック（大腸菌）
　　　#1-1　複雑性尿路感染症（尿路結石）
　　　尿路感染を契機とした敗血症性ショックでAKIを合併し，CHDFを併用している。
　　　薬剤感受性検査から感受性良好な大腸菌が検出され，循環動態も安定してきたため，de-escalation可能と考える。

　　　#2　急性腎障害
　　　#1によるAKIの合併がありCHDF施行中だが，腎機能の改善と尿量回復がみられたため，明日より離脱可能と考えられる。

P）　○/△〜　抗菌薬をMEPMからCMZへ変更，CHDF中止

図1　ある日の集中治療記録：医師

看護師A
　呼吸：IPPV管理中
　循環：ABP 120 ～ 160，NBP 100 ～ 130で乖離あり，HR 70 ～ 80，APC散発～ 3
　　　　段脈
　疼痛：挿管チューブ不快感あり，主治医へ相談しフェンタニル10μg/hrで改善
　急性混乱：起き上がろうとする行動あり，両側上肢抑制継続
　その他：おむつ内に泥状便から水様便3回/日あり
　早期離床リハビリテーション計画　方針・目標：褥瘡予防・廃用症候群の予防
　摂食嚥下機能：挿管患者，口腔ケア時嚥下反射：あり

看護師B
　カンファレンス記録
　参加者：A, B, C, D, E, F, G
　経過：敗血症性ショックで人工呼吸管理中，CHDF施行中。明日以降もICUでの管理が
　　　　必要と考えられる

看護師C
　褥瘡管理・因子評価
　せん妄ハイリスク患者ケア加算に関するチェック

薬剤師A
　持参薬・常用薬：●●●，●●●，●●●，●●●
　出血リスクのある薬剤：●●●　　腎障害リスクのある薬剤：●●●

図2　ある日の集中治療記録：看護師・薬剤師

pressure ventilation；IPPV），昇圧薬投与，腎代替療法としての持続的血液濾過透析
（continuous hemodiafiltration；CHDF）を施行している患者さんです。一部抜粋ではあり
ますが，医師だけでなく看護師や薬剤師など多職種の記録が分刻みで記載されているの
がわかります。

　これ以外にも，臨床工学技士による生命維持管理装置のラウンドや，血液培養陽性に
対するAST（抗菌薬適正使用支援チーム）ラウンド，理学療法士によるリハビリ記録な
ど，カルテには実に多くの情報が詰まっています。カルテを見るだけでも，患者さんに
良くなってもらうためにいかに多くのメディカルスタッフが関わっているか実感できる
と思います。まさにチーム医療が垣間見える瞬間ですね。

■ フォーマットに沿って書いてみよう

　では，医師のカルテ（図1）に着目してみましょう。いままでのカルテと違うところ
はありますか？　そう，「By problem」から「By system」に変更されていますね。ICUで
は病態が分刻みで変化していくとともに，病態が複雑なためさまざまなデバイスが挿入
されており，予想外のイベントが起こる確率が高くなります。これまでのようにプロブ
レムをコツコツ作成するやり方では，チェックしきれない項目が出てきてしまう可能性
があるのです。こういったことを防ぐために，ICU患者さんのカルテではシステムごと

に記載できるフォーマットに変更することが多くなります。

　でも，「慣れないうちはどんな項目なのか覚えられない……」という人もいるかもしれません。そこで，佐藤健太先生が考案されたABCDE＋IIIという方法[2]がお勧めです。

> Airway：気道
> Breathing：呼吸
> Circulation：循環
> Dysfunction of CNS：意識・神経
> Environment：環境（例：カテーテル，深部静脈血栓症予防）
> Infection & Drainage/Debridement：感染
> Ions & Fluid：電解質と体液，腎臓
> Insulin & Nutrition/Rehabilitation：血糖・栄養管理とリハビリテーション

　カルテにおいてこのフォーマットを埋めていく作業をすればある程度書けますから，やりやすいと感じる人もいるでしょう。ただ，システムはわかっても，慣れるまでは実際どのようにまとめたらいいのか悩むことは多々あると思います。図1に示した記載は一例に過ぎませんので，周りの医師の書き方も参考にしながら自分に合った記載方法を探していきましょう。

　その他にICUで気をつけたいこととして，さまざまなデバイスが挿入されているため，デバイス感染がないかどうかを常に意識し，カルテにも記載しておきましょう（所見がない場合は陰性所見を書く）。また，採血やX線検査などの検査の頻度も一般病棟の患者さんと比べると多いので，結果を速やかに確認して迅速に対応できるよう心がけましょう。また，超急性期ではイベントごとにカルテを作成したり時系列でまとめたりして，タイムリーに情報を共有できるようにすることが大切です。

　Lesson 4（p.27）でショートサマリーを作ることを勧めましたが，集中治療でもやはりショートサマリーを作成することで自分の思考を整理でき，他職種も状況をより理解できるようになるので，こまめに記載する習慣をつけるといいでしょう。なお，ICUから一般病棟へ転棟するときは，入院指示の内容も一般病棟向けに修正する必要がありますのでご注意ください。

　重症患者さんは勉強することがたくさんあって大変だと思いますが，その分実力もつきますので頑張りましょう！

まとめ

- 集中治療では分刻みで変動するバイタルサインと多様な臓器不全という特徴がある。チェック漏れを防ぐため，「By problem」ではなく「By system」でカルテを書こう。
- あらかじめ決めておいたフォーマットに穴埋めをすることで大部分はカバーできる。ABCDE＋IIIがお勧め。
- ICUではデバイス感染，検査結果もこまめにチェックしカルテに書こう。ショートサマリーを作れば，慌ただしいなかでも思考や情報を整理できる！

引用文献

1) 卯野木　健，他：成人ICU患者においてはどの鎮静スケールが有用か？　文献を用いた4つの鎮静スケールの比較．日本集中治療医学会雑誌，15：179-188，2018
2) 佐藤健太：「型」が身につくカルテの書き方．医学書院，p 110，2015

Lesson **9**

分刻みで変動しうるICUではオリジナルの書き方がある

エラーを起こさないカルテ記載，わかりやすいプレゼン

 ▶いまから5分後に救急車が同時に2台入ります。胸痛発作と意識障害です。先生，どちらから診られますか？

 ▶えーと……，じゃあ胸痛から……。

 ▶心電図を先に取りますよね？

 ▶はぁ，お願いします。

 ▶採血とかルートの指示があればお願いします。

 ▶はい，わかりました（えっと，カルテカルテ，確か胸痛のときのひな形があったはず……）

　救急外来では同時に複数の患者さんが来るため，指示を出しながらカルテも記載して，ということになって混乱しやすいですね。しかし，救急患者さんは分刻みで病状が変わることがあるので，タイムリーにカルテを記載することが必要です。

　救急外来では，簡潔な問診と的確な身体診察をして検査オーダーしたら，検査結果を見て判断するという作業が繰り返されます。それがとても難しいって？　確かにそのとおりで，誰でも最初からできるわけではありません。しかし，トレーニングを繰り返すことで研修医の皆さんも短時間で質の高い救急診療とカルテ記載ができるようになりますので，ご心配なく。

　救急カルテの記載で気をつけたいこととして，同時に複数の患者さんを診ることが多いと思いますので，絶対に検査結果を取り違えないようにしてください。バタバタしていると勘違いすることがあります。

救急カルテ作成のコツ

1. 緊急性などに応じてタイムリーに書く

　救急カルテに関しては，完璧なカルテを作ろうなんて思わないでください。もちろんそうかといって，いい加減なカルテを書いていいわけではありません。限られた時間で必要な情報をタイムリーに書いていくことが重要です。

　例えばACS（急性冠症候群）が疑われる患者さんが来たら，カルテはそっちのけでいいので検査やコンサルトをしてください。必要な記録は紙ベースで残しておき，後で電子カルテなどにまとめて書けばいいわけです。

　逆にそこまで緊急性がない症例なら，ワークアップが済んで鑑別診断が絞られてきたところで，聞き漏らした内容をclosed questionで確認しましょう。後で述べるように，プレゼンテーションにも役立ちます。

　とにかく重要なのは，「わかっている情報はとりあえずカルテに書いておく」「とにかく書けるときに書いておく」という姿勢です！

2. バイタルは欠かさず書いておく！

　救急カルテはどこから書くべきでしょうか？　「どこから書いてもいい」と言ってしまうと身も蓋もありませんが，バイタルサインは外せません！

　どんな患者さんでもバイタルはチェックしているはずですし，診察終了後に急変しないとも限りません。このとき，皆さんの身を守るのがカルテの記載です。仮にカルテにバイタルの記載がない状態で患者さんが急変したらどうでしょうか。「なんで帰したの？」と家族に問われる場面が想像できないでしょうか？　「やばい，バイタルだけは絶対書いておこう！」という気になりませんか？　そう，それでいいんです。そんなあなたは，バイタルはもちろん，隠れた重症者も見逃さないように細心の注意を払って患者さんを診察しているはずです！

3. 受診歴の有無で準備は違ってくる

　初診記録の項（Lesson 6，p. 50）で述べたのと同様，救急カルテの記載でも「準備」がものを言います。あらかじめできることはすべてやっておくといいでしょう。

　ただ，準備が大事なのはわかっているけど，具体的にどうすればいいの？　というあなた，そのとおりです。そんなときは，受診歴の有無によって準備する内容を分類するとよいでしょう（図1）。

Lesson 10　エラーを起こさないカルテ記載，わかりやすいプレゼン

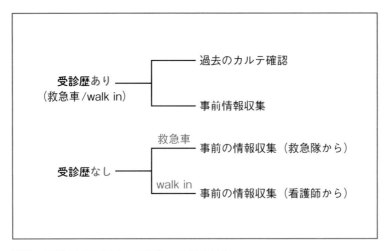

図1　受診歴の有無による救急カルテの対応

1 受診歴のある患者の場合

　受診歴のある患者さんの場合（救急車，walk inとも）は，①過去のカルテを確認しておく，②事前情報（紹介状FAXや救急隊の情報など）があれば可能な範囲でカルテ記載しておくという準備ができます。

　ただし，どちらにしても時間は限られています。①に関しては，今回のイベントと関係する疾患はありそうか，重篤な併存疾患がないか，内服薬はどのようなものがあるか，病名は何かなどを要領よくチェックしましょう。②に関しては，鑑別診断や必要な検査などについて考えたうえで，上級医や看護師にも意見を聞くといいでしょう。

2 受診歴のない患者の場合

　受診歴がない患者さんの場合，救急車なら救急隊のバイタル情報を参考に緊急性の有無を判断することができます。通常は来院直後にバイタルサインを測定し直すと思いますが，救急車内で明らかな異常があった場合はカルテに両方を記載するとよいでしょう。

　一方，walk inの場合は，看護師が事前に情報（簡単な病歴やバイタルサイン）をもっていたら共有させてもらう，もっていなければ出たとこ勝負です。患者さんが診察室に入ってきたときから勝負は始まっていますので，重症度を見極められるよう鍛錬していきましょう。

　一般的にwalk inは救急車で来るよりも軽症例が多いとされていますが，なかには重篤な症例が潜んでおり，対応が難しい患者さんも含まれています。加えて，他の医療者の目が届かない（医師が一人で呼び込んで診察・対応をする）ことが多いので，病院によってはベテランの医師が優先して診るようにしているところもあります。ただ，状況によっては研修医の皆さんが担当することもあるので，上級医と連絡を密にとって対応するように心がけましょう。

4. 情報源を書いておく

　救急外来には，意識障害や認知症のある患者さんなど，自分でうまく症状を伝えられない方もたくさん来ます。そのような場合は救急隊，家族，施設職員などからも情報収集するわけですが，カルテに記載する際は情報源を記載しておくとよいでしょう。

　心肺停止などで救急隊が対応した場合は詳細な経過が記録されているので，非常に参考になります。一方で，家族や施設職員からの情報もとても重要です。もともとのADLや基礎疾患，内服薬などの情報は，診療やカルテ記載に有益な情報を与えてくれるはずです。

　最近では高齢のご夫婦2人暮らしなど老老介護のケースも増えており，ご家族の記憶が曖昧なこともありますが，それでも自宅での生活状況や心停止時の対応の希望などは救急隊ではわからない貴重な情報です。話のスピードがゆっくりだったり，こちらの質問に対する回答がずれたりすることもありますが，相手にあわせて上手に話を聞き出しましょう。

コンサルトのポイントとカルテ記載

　さて，いろいろと情報収集や診察・検査をして診断することができました。そうなると，該当科の先生に連絡する必要があります。え？　緊張する？　しますよね！　直接話したことのない先生や怖いと評判の先生に連絡するときはなおさらです。しかも，日中だけでなく深夜に連絡しないといけない場合もあります。

　救急の現場ではさまざまな診療科の先生にコンサルトする機会が多いのです。そんなときこそ良いプレゼンをしたいですよね。良いプレゼンをするためにはどうするか？　そう，良いカルテを記載しておくことが大切なんです。

1. コンサルトされる側はどんなプレゼンを望んでいる？

　皆さんはコンサルトする側になることが多いですが，ここでは相手の立場に立って，つまりコンサルトを受ける側の立場に立って考えてみましょう。

　セッティングとして，電話で相談を受ける場面をイメージしてみます。時間は深夜2時，自宅で寝ていました。7コール目でようやく電話に出ましたが，起きた直後で半分寝ぼけています。このようなとき，どのようなプレゼンを聞きたいでしょうか？

　日中のカンファレンスなら丁寧にプレゼンすることは素晴らしいですが，深夜のこういう状況で長時間の立派なプレゼンをされても頭に入ってこないですよね。こんなときは要点を押さえた短時間のプレゼンをしてもらいたいと思いませんか？　極端な話，緊急性のある症例なら一言でいいかもしれません。「STEMI（ST上昇型心筋梗塞）の症例

エラーを起こさないカルテ記載，わかりやすいプレゼン

です」「緊張性気胸の症例です」，その一言で目は覚めます。アドレナリンが出ます。すぐに病院へ駆けつけます。

　そこまで重症ではない症例でも，やはり要点を押さえたプレゼンをしてくれると非常にありがたいです。丁寧に伝えようとすればするほど，どうしても説明は長くなってしまうので，重要な情報だけを最低限話す，足りないことは聞かれたら答えるという意識をもってプレゼンするとよいでしょう。

2. 時間のことを日付で伝えられるとわかりづらい

　プレゼンの際には発症日や時間経過を伝える必要がありますね。このとき，「4月15日」などと日付で伝えるか，それとも「来院2日前」のように来院前後の時間経過で伝えるかという問題があります。この点について個人的な考えを述べたいと思います。

　もし日付で話をされると，コンサルトを受ける側は日にちを計算しながら話を聞かないといけないので（あぁ，4/15ってことは2日前ねとか），プレゼンの内容に集中しづらくなります。したがって，来院時間から遡っての時間（来院の何時間前，何日前など），あるいは発症して以降の時間経過（症状発現して2時間後など）でプレゼンしてもらえるととても理解しやすいです。この考え方はプレゼンに関する他の書籍[1]でも勧められていますので，ある程度認識されているかもしれません。

　ただし，カルテ記載としては具体的な日付も書いておきたいところです（図2）。患者さんがそのまま入院する可能性もあり（退院時サマリーでは具体的な日付が必要となる），また外来であっても後日診断書（発症日の記載は必須）を求められるかもしれません。

　さらに，患者さんも日付と何日前という情報を混同することがあります。付き添いの家族と意見が合わず，よくよく話し合った結果ようやく正しい日付が判明することもままあります。そうした不要なトラブルを避けるため，「2日前ということは○月△日ですね」という感じで日付を確認しながらカルテを記載していくとよいでしょう。両方を併記してもいいと思いますが，その場合は計算ミスをして矛盾が生じないように気をつけてください。

　私自身は，カルテには日付のみを記載し，プレゼンは時間経過でやるようにしていますが，これもさまざまなやり方があるので，皆さん自身のやり方を確立させていってください。重要なことは，エラーを起こさないカルテ記載，わかりやすいプレゼンです。

救急記録:
BEFORE

30歳女性
主 訴）発熱
現病歴）昨日11時頃にコロナワクチンの3回目を受けた。18時頃より40℃の発熱が出現し，市販の解熱薬使用するも熱が続いたため，救急外来を受診した。
既往歴）なし
家族歴）なし
内服薬）市販の解熱薬（18時，22時に内服）
現 症）JCS 0，BP 140/80，HR 120，BT 39.6℃，呼吸音：正常
心電図）洞性頻脈（HR 124），ST変化なし

A/P）ワクチン副作用による発熱
　　　NSAIDs処方

> プレゼンでは来院時間から遡った発症時期を伝えることでよいが，カルテ記載としては日付も確認しておきたい

> 来院方法がわかるとよい

> 薬の内服時間まで確認しており，バイタルサインもきちんと記載している

> 皮疹などの有無も陰性所見として記載したい

> 時間経過や頻度からはワクチンの影響が考えられるが，別の疾患も鑑別しよう。なお，「副作用」ではなく「副反応」がよいかも

> 相談した先生がいれば記載しておこう

救急記録:
AFTER

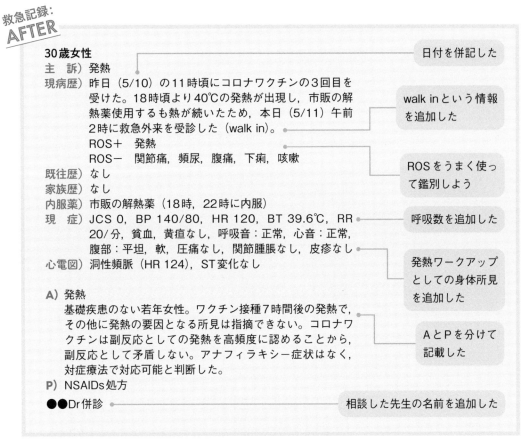

30歳女性
主 訴）発熱
現病歴）昨日（5/10）の11時頃にコロナワクチンの3回目を受けた。18時頃より40℃の発熱が出現し，市販の解熱薬使用するも熱が続いたため，本日（5/11）午前2時に救急外来を受診した（walk in）。
　　　　ROS＋ 発熱
　　　　ROS－ 関節痛，頻尿，腹痛，下痢，咳嗽
既往歴）なし
家族歴）なし
内服薬）市販の解熱薬（18時，22時に内服）
現 症）JCS 0，BP 140/80，HR 120，BT 39.6℃，RR 20/分，貧血，黄疸なし，呼吸音：正常，心音：正常，腹部：平坦，軟，圧痛なし，関節腫脹なし，皮疹なし
心電図）洞性頻脈（HR 124），ST変化なし

A）発熱
　　基礎疾患のない若年女性。ワクチン接種7時間後の発熱で，その他に発熱の要因となる所見は指摘できない。コロナワクチンは副反応としての発熱を高頻度に認めることから，副反応として矛盾しない。アナフィラキシー症状はなく，対症療法で対応可能と判断した。
P）NSAIDs処方
●●Dr併診

> 日付を併記した

> walk inという情報を追加した

> ROSをうまく使って鑑別しよう

> 呼吸数を追加した

> 発熱ワークアップとしての身体所見を追加した

> AとPを分けて記載した

> 相談した先生の名前を追加した

図2 救急記録Before & After：ワクチン接種後の救急外来受診

救急ではICのときも時間を意識しよう

さて，救急現場で患者さんに対して一般的に行われていることを挙げます。

> ● 病状を説明する（例：救急外来でできる検査に基づいた現時点での判断は●
> ●だが，帰宅後に悪化する可能性はゼロではないので，悪化した場合は連絡
> してもらいたい）。
> ● 検査結果を渡す。
> ● 患者向け資料を手渡す（例えば，頭部外傷の際に自宅で気をつけることのパ
> ンフレットなど）。

　救急は忙しい現場ですから，研修医自ら患者さんにインフォームドコンセント（IC）
を行う機会も多くなります。丁寧に説明することは良いことですが時間が限られている
ので，ICにかける時間やカルテを記載する時間に気を配らなければなりません。いくら
詳しい完璧なカルテを書いたとしても，こなす人数が少なければ，待っている患者さん
にも周りの先生にも迷惑をかけます。時間を意識し，周りを見ることができる医師にな
れるよう努力しましょう。

　しかし，そうしたなかでも丁寧な説明が必要な症例はありますので，その点は注意が
必要です。例えば，症状の予測がつきにくい，原因がはっきりわからない，患者さんや
ご家族の態度がきつめ，圧が強いなどの症例では，より丁寧に（特に質疑応答について）
記載するようにしてください。この点は経過観察で入院させる症例より，帰宅させる症

コラム 10

待ち時間と患者さん

　待たされるって皆さん嫌ですよね？　でも，ディズニーランドなどのテーマパー
クでは，待ち時間を長いと感じさせないための工夫がたくさんあるので（待ち時
間の表示，待ち時間を楽しめる工夫），あまり待たされた感じがしません。
　病院でも，待ち時間の目安を伝える，医療関連のパンフレットを見てもらうな
ど，工夫をすれば多少なりとも患者さんの気持ちが和らぐのではないでしょうか。
待ち時間の目安がわかれば，「いまのうちにトイレに行っておこう」など，時間を
有効に使うことができます。
　ストレスを感じている患者さんには，看護師さんが間に入ってうまくやってく
れていることが多いですが（われわれ医師の代わりに謝ってくれていたりします。
感謝しましょう！），若い皆さんも「いまは混んでいるのでこれくらいはかかりそ
うです，ごめんなさいね」という一言が伝えられる余裕ができるといいですね。

例のほうが慎重な対応が求められます。ICなどの患者対応についてはLesson 5 （p.33）を参照してください。

ケースで考えてみよう

　図2では発熱のwalk in症例のカルテ記載をBefore & Afterで示しました。もう一つ，痙攣発作による救急搬送症例のカルテ記載を図3に示します。前者では日付や来院方法など，後者では情報源の追加などが大きな改善点になっていますね。よく見比べて違いを確認してください。

　なお，どちらの図にも記載はしていませんが，救急の現場に限らずキーパーソンが誰かを把握し書いておくことも重要です（同伴者がキーパーソンとは限りません）。

　さらにもう一つ，心肺停止（cardiopulmonary arrest；CPA）に対して心肺蘇生（cardiopulmonary resuscitation；CPR）を施行した高齢女性の症例を図4に示しました。CPAのカルテは他のカルテとは大きく異なり，救急隊の情報，実施した検査や処置が時間とともに詳細に記載されます。かなり独特な書き方ですが，やはり時間が限られているので，記載項目や書き方に関してはトレーニングが必要だと思います。

　また，処置中は記載する余裕がないので，看護師などに記録をしてもらい，後でまとめて記載することになります。

- 救急カルテはバイタル記載を忘れずに！
- 救急カルテは準備が重要。受診歴の有無に応じて情報収集やカルテ記載の対策を変えよう。
- とにもかくにも，書けるときに書いておく！
- エラーを招かないカルテ記載，わかりやすいプレゼンを心がけよう。
- ICは時間を意識して，メリハリをつけて行おう。

【引用文献】

1）岸本暢将・編著：米国式 症例プレゼンテーションが劇的に上手くなる方法．羊土社，2004

救急記録：
BEFORE

60歳女性
主　訴）痙攣
現病歴）○月△日の午前11時に，夫と一緒にスーパーで買い物をしていたところ，突然倒れて痙攣発作が出現したため，救急搬送された。救急隊からは，救急車内では痙攣はなく，自発呼吸もみられたと報告を受けた。

既往歴）なし，内服薬）なし，家族歴）なし
生活歴）飲酒なし，喫煙なし
現　症）GCS E3V5M5，BP 110/60，HR 76，BT 36.6℃，瞳孔L/R
　　　　4.0/4.0mm，対光反射＋/＋，四肢麻痺なし，外傷痕なし
　　　　・頭部CT：頭蓋内に明らかな急性期梗塞巣，出血，腫瘍性病変はなし
　　　　・心電図：ST変化なし
　　　　・血液検査所見：電解質，血糖異常なし，アンモニア軽度上昇，血ガスで乳酸上昇あり

A/P）痙攣発作
　　　来院後再発はみられていないが，初発であり脳神経内科へコンサルト

●●Dr併診

> 情報源を書こう

> 家族からも情報収集をしよう。特に痙攣は発見者情報がとても重要になる

> AとPはできるだけ分けて記載しよう

救急記録：
AFTER

60歳女性
情報源）夫，救急隊
主　訴）痙攣
現病歴）○月△日の午前11時に，夫と一緒にスーパーで買い物をしていたところ，突然倒れて痙攣発作が出現したため，救急搬送された。夫の話では，突然体が固まったようになって倒れそうになったため，すぐに支えて横にさせていたら全身が痙攣していた。正確な時間は覚えていないが，1〜2分くらいだったとのことである。救急隊からは，救急車内では痙攣はなく，自発呼吸もみられたと報告を受けた。

既往歴）なし，内服薬）なし，家族歴）なし
生活歴）飲酒なし，喫煙なし
現　症）GCS E3V5M5，BP 110/60，HR 76，BT 36.6℃，瞳孔L/R
　　　　4.0/4.0mm，対光反射＋/＋，四肢麻痺なし，外傷痕なし
　　　　・頭部CT：頭蓋内に明らかな急性期梗塞巣，出血，腫瘍性病変はなし
　　　　・心電図：ST変化なし
　　　　・血液検査所見：電解質・血糖異常なし，アンモニア軽度上昇，血ガスで乳酸上昇あり

A）痙攣発作
　　基礎疾患のない高齢女性に合併した痙攣発作。来院後は症状が消失しているが，初回発作であり専門医へコンサルトが必要と判断した。
P）脳神経内科へコンサルト

●●Dr併診

> 情報源を併記した

> 夫（発見者）から重要な情報収集ができた

> AとPを分けて記載した

図3　救急記録Before & After：痙攣発作例

95歳女性

情報源）長女，救急隊

主　訴）意識レベル低下

現病歴）前日まではいつもと変わらない様子であった。○/△の16時頃，同居の長女が様子を見に行ったところ，意識レベルが低下し呼びかけに反応しないため，救急車に連絡した。救急隊到着時にはCPAの状態であり，CPRが行われたが，来院時もCPAの状態であった。

・推定心停止時刻：16時35分

・救急隊覚知：16時20分

・救急隊接触：16時30分

既往歴）高血圧

来院時現症）（16時52分）JCS 300，瞳孔L/R 3mm（－）/2mm（－），気道：開通（ラリンゲアルチューブ挿入後），呼吸：自発呼吸なし，換気良好，脈拍：触知せず，体温：38℃

処　置）来院後CPR継続，末梢ルート確保

17時00分：自己心拍再開（左大腿動脈触知），イノバン®開始（2mL/hr），BGA：pH 6.84，PCO_2 33，PO_2 443，HCO_3^- 5.6，BE －25.6，Glu 452，Lac 22

17時04分：アシドーシスに対してメイロン®開始，イノバン®増量（4mL/hr）

17時12分：自発呼吸再開，酸素マスク5L開始，十二誘導心電図

17時29分：家族（長女）に蘇生経過を説明

17時41分：呼吸状態悪化のためBVMへ変更，血圧低下のためイノバン®増量（6mL/hr），家族に状態不良であることを説明，再度のCPA時のCPRの希望について確認

17時56分：ご家族は延命治療を希望されず

18時20分：ご家族に見守られながら永眠

図4　心肺停止（CPA）患者に対する心肺蘇生（CPR）の救急記録

Lesson
10

エラーを起こさないカルテ記載，わかりやすいプレゼン

あと○日でサマリーの期限，
早く書かないと……

▶あと3日で退院時サマリーの期限だ。早く書かないと！
でも時間ないんだよな……。

　退院時サマリー（退院時要約）の作成は，研修医にとっては面倒で精神的・肉体的な負担の大きい仕事かもしれません。入退院が多いとか，重症患者さんがいるとか，はたまたプライベートが忙しいとか，さまざまな事情で退院時サマリーの作成を後回しにしたことのある人もいるのではないでしょうか？　確かに大変な作業と感じるかもしれませんが，実は臨床の実力を伸ばすチャンスでもあります。

退院時サマリーとは

　退院時サマリーは，患者の入院期間の状態を他の医療従事者に簡潔に伝えるために，必要な患者情報をまとめたものとされています。また，医療従事者の覚え書きや専門医の特定の医療を難解ないし略語で満たしたメモではなく，次の医療従事者，ケアプロバイダーに向けてのわかりやすく簡潔な情報伝達であるともされています[1]。2019年には関連学会による退院時サマリーに関するガイダンスが発表されています[2]。

　つまり退院時サマリーは，特定の医療従事者にしかわからないものではなく，すべての医療従事者にとってわかりやすく，かつ必要な情報が漏れなく記載されている必要があるわけです。

時間に余裕をもってサマリーを書こう

　退院時サマリーに記載する内容を**表1**に示します[2][3]。上述したガイダンスと，日本診療情報管理学会が発表している「診療情報の記録指針」からまとめました。記載内容については後ほど改めて説明するとして，ここで注目したいのは，ガイダンスでは基本情報のほか，退院時診断，アレルギー・不適応反応，主訴または入院理由，入院までの経過，入院経過，退院時状況などを必須の記載項目としていることです。となると，適

表1 退院時サマリーの記載項目

退院サマリー作成に関するガイダンス*	診療情報の記録指針
・基本情報（医療機関名，患者氏名，患者ID，性別，生年月日など）	・退院時診断名（主傷病名，副傷病名，合併症，併発症，続発症など）
・退院時診断〔#，病名（ICDコード），登録日，転帰〕	・生活機能（心身機能，動作能力，社会参加など）
・アレルギー・不適応反応	・アウトカム評価の観点を踏まえた転帰，傷病ごとの転帰
・**デバイス情報**（デバイス装着がある場合）	・入退院経路
・主訴または入院理由	・在宅医療や訪問看護，介護保険など
・入院までの経過（現病歴・既往歴・入院時現症など）	・在院日数，入院履歴，合併症・続発症，入院中の有害事象の有無，関連する臨床指標など
・入院経過	・主要な検査・画像診断，手術・処置，投薬・注射など
・**手術・処置情報**（手術・処置で記載すべきものがある場合）	・外来あるいは連携施設・機関へ紹介・報告するための入院経過（要約）
・退院時状況（身体状況，活動度，認知度など）	
・退院時使用薬剤情報	
・退院時方針	

*：色文字は必須項目，スミ文字は推奨項目

〔日本医療情報学会，日本診療情報管理学会；退院時要約等の診療記録に関する標準化推進合同委員会：退院サマリー作成に関するガイダンス．pp4-10，2019／日本診療情報管理学会：診療情報の記録指針2021．p12，2021を参考に作成〕

切に記載されていることを確認するシステムがほしいところです。

　ただ，院内に退院時サマリーをチェックしてもらうシステムがあるのか，またチェックの厳しさはどれくらいなのかは，病院によって千差万別です。ほとんどノーチェックでスルーされる場合もあれば，何度か書き直しを求められる場合もあるでしょう。

　忙しい指導医の先生にとって退院時サマリーをチェックするのは大変な作業になるので（特に提出期限ギリギリだと直す時間もない），なかなか十分な対応ができないこともあるかもしれません。ただ，『退院サマリー作成に関するガイダンス』[2]によると，「退院サマリーは研修医や若い医師によって記載されることが多く，その記載の正当性を判断できる承認者による認証が（中略）必須である」とされています。

　そこで私からお願いがあります。研修医の皆さんには"時間に余裕をもって作成していただきたい"，指導医の先生方には"研修医の成長のため，一言でもいいので助言をしていただきたい"です。これまで多くの研修医と接してきましたが，ほとんどの研修医は指摘されたことをしっかり修正し，その後の退院時サマリーが改善されるだけでなく，日々の診療に取り組む姿勢まで変化していく様子を見ることができました。振り返りのないところに成長はないと思いますので，指導医の先生方にはぜひともご指導をお願いできればありがたいです。

そもそも退院時サマリーはなぜ必要？

　では，そもそも何のために退院時サマリーを記載するのでしょうか？　苦労して皆き

Lesson
11

あと○日でサマリーの期限，早く書かないと……

んが書いたサマリーは，はたして誰かの役に立っているのでしょうか？

　退院時サマリーが必要な理由を挙げてみると，①自分のため，②他の医師のため，③医療事務補助者のため，④保険診療上のため——などに分けることができます。

1.　自分のため

　退院時サマリーを書く過程で，入院中の診療を見直し，知識を整理することができます。入院中は業務に追われて理解が十分でなかった事柄がどのような医学的根拠のもとに行われたのか，サマリーの作成を通じて理解を深めることができます。指導医の先生にもサマリーを見てもらえば新しい気づきがあるでしょう。加えて，文章の良し悪しや医学用語の正しい使い方，誤字などについても指導を受けることがあると思います。これらが研修医の皆さんの成長につながっていきます。

　さらに，新臨床研修制度や内科系の研修などでは，レポート作成やJ-OSLER（日本内科学会の専攻医登録評価システム）など，退院時サマリーをもとに症例記録を作成することが求められます。退院時サマリーがしっかり記載されていれば，症例作成に要する労力は格段に減ります。

2.　他の医師のため

　退院時サマリーは外来主治医にとっても非常に役に立つものです。入院中の経過や治療内容，現在の治療薬（例えばステロイドがどれくらいのスピードで減量され，現在の投与量がどれくらいかなど）の情報は外来診療を行ううえで絶対に把握しておかなくてはいけません。これがわかりにくいサマリーだとカルテや処方を確認するのに時間がかかり，待ち時間が長くなってしまい患者さんに迷惑をかけることになりかねません。

3.　医療事務補助者のため

　さらに，保険会社の診断書などはサマリーをもとに作成することが一般的なので，第三者が理解できるわかりやすい退院時サマリーを作成することは，外来の主治医だけでなく診療補助をしてくれるDA（ドクターアシスタント）などの業務負担を軽減することにつながります。

4.　保険診療上のため

　病院は，診療録をきちんと管理することで保険診療上の「診療録管理体制加算」を得

ることができます。この加算の算定要件には「入院患者について疾病統計および退院時要約が適切に作成されていること」[4]とあり，特に最も厳しい要件が設定されている「診療録管理体制加算1」では，前月に退院した患者のうち9割の退院時サマリーは退院後14日以内に記載・提出されていることが必要です（なお，全患者については退院後30日以内に作成されていることが望ましい）[5]。

さらに，特定機能病院や地域医療支援病院の承認要件の一つに，退院時サマリーの記録を備えていることが求められています。その他，診療報酬請求の臨床研修病院入院診療加算，DPC対象病院の施設基準でも診療録管理体制加算の届け出が求められています。

以上4つの理由から，皆さんの作成する退院時サマリーはみんなの役に立っているのです。モチベーションは上がりましたか？（笑）

ところで，皆さんのもとに「退院時サマリー提出期限は○日までです。記載をお願いします」という連絡が届いたことはありませんか？「わー，やばい(;´｡ω｡`;)」とか「すいません」とか思いながら慌てて書いたことはありませんか？

診療情報管理室がある病院では，期限内に適切に退院時サマリーが作成されているかどうかを検証し，前述した加算の期限などに遅滞がないよう連絡してくれます。連絡が来ていい気分はしないでしょうが，診療情報管理士も仕事でやっているわけですから，大人の対応をしましょう。

退院時サマリー作成のポイント

ここからは退院時サマリーに記載する内容を詳しく見ていきます。表1に示した記載項目ではちょっとわかりにくいかもしれないので，いくつかのポイントに絞って話します。

1. 主訴，現病歴，既往歴，入院時現症

主訴，現病歴，既往歴，入院時現症などの項目は，初診記録がきちんと作成されていればさほど時間はかかりませんね。最初にしっかりしておけば後で楽になるわけです！締め切りに追われないようにするため，すきま時間を使って入院中に書ける項目から記載するようにしましょう。

時折忘れがちなのが入院時のバイタルサインです。とても重要な項目なので，抜けがないようにしましょう。

97

2. 入院後経過

　入院後経過をどうまとめるかは，研修医にとって1つ目のハードルかもしれません。シンプルな経過であれば簡単にまとめられますが，経過が長いとか複雑な病態だと，頭を悩ませ作成に時間がかかってしまうこともあるでしょう。このような症例では，普段からショートサマリー（Lesson 4，p. 27）を作成したり指導医の先生とディスカッションしたりして理解を深めておくとよいと思います。

　入院後経過では，「経過良好のため……」とか「……が増悪し」と書くことがあると思います。この際には，何となく良くなった，何となく悪くなったではなく，具体的な症状やバイタルサイン，採血結果，画像データを含めた根拠を併記すると説得力のある内容になります。

3. できるだけ考察を書く

　研修医にとって2つ目のハードルが「考察」です。考察を書くのか書かないのか，書くならどれくらいがよいのかという問題があります。もちろん，理想をいえばすべての患者に対して書くのがよいのですが。例えば，入院中に調べた文献をカルテに記載しておけば，そのまま退院時サマリーにも使えますし，資格試験などで症例を作成するときも仕事量がかなり軽減するでしょう（図1）。

　しかし，ここまで先を見越してやれればいいのですが，実際はなかなか大変ですよね……。私の周りの若い医師でも，ここまでできているのは10人に1人くらいです（笑）。理想論を振りかざしても駄目なので，ここは努力目標としましょう。ただし，1行でもいいから考察を書く習慣をつけることと，これはと思った症例は気合を入れて考察を記載することを意識しましょう。本当に後で楽になりますよ！

　皆さんもこれから論文を書くことがあると思いますが，普段から正しい医学用語と日本語を使って，第三者が見てもわかるような文章を書く習慣をつけておくと助かります。自分を高めるために頑張ってください（図2）。

さらに押さえておきたいサマリー作成のコツ

　退院時サマリーの記載の実際については，「J-OSLER」で公開されている資料[6]が参考になります。この資料ではサマリーの「悪い例」と「良い例」が対比して非常に詳しく記載されていて，とても勉強になります。

　ただ，普段の退院時サマリーをこのレベルで詳細に作成するのは大部分の人にとって現実的ではないと思いますので，これを踏まえて簡単にサマリー記載を改善できる部分や個人的に気づいたことを紹介したいと思います。

退院時サマリー:
BEFORE

入院経過の概要）
70代男性
　2型糖尿病で通院中に発熱，右下肢の疼痛が出現し，歩行困難となって緊急入院。精査の結果，丹毒と診断され抗菌薬治療で改善した。

考察）
丹毒は，大部分がStreptococcus pyogenes（時にStaphylococcus aureus）により発症する皮膚・軟部組織感染症である。年齢層は乳幼児か高齢者に多く，顔面が5〜20%，下肢が70〜80%と下肢に多く，静脈やリンパの通過障害などで浮腫を伴う部分に多い。皮膚組織が主に障害され，臨床的に発赤した病変の境界が明瞭（通常の蜂巣炎では不鮮明）で多少盛り上がっている。
　治療は，Streptococcus pyogenesであればペニシリン系が有効であり，治療期間は軽症〜中等症では基本的に局所症状が改善するまでであるが，5〜6日でよいとされている。

> 文献的に詳しく調べているところは素晴らしい！　あとは，経験した症例でどう判断したかについて言及すると，もっと良いサマリーが書ける

> 引用文献を書こう

退院時サマリー:
AFTER

入院経過の概要）
70代男性
　2型糖尿病で通院中に発熱，右下肢の疼痛が出現し，歩行困難となって緊急入院。精査の結果，丹毒と診断され抗菌薬治療で改善した。

考察）
2型糖尿病に合併した丹毒の1例を経験した。
　丹毒は，大部分がStreptococcus pyogenes（時にStaphylococcus aureus）により発症する皮膚・軟部組織感染症である。年齢層は乳幼児か高齢者に多く，顔面が5〜20%，下肢が70〜80%と下肢に多く，静脈やリンパの通過障害などで浮腫を伴う部分に多い。リスクファクターとして高齢，糖尿病などが挙げられる。
　本症例は高齢男性で両側下腿の難治性浮腫があり，同部位に発症した。糖尿病のコントロールも良好とはいえず，発症に関与した可能性がある。浮腫や血糖を良好にコントロールすることで発症リスクを軽減できた可能性があり，生活指導やより厳密な血糖管理など，退院後も継続的な治療介入が望まれる。

【引用文献】青木　眞：レジデントのための感染症診療マニュアル第4版. 医学書院, pp1115-1117, 2020

> 内容を端的に表したタイトルを付けた

> 自分が経験した症例を，EBMに照らしあわせて考察した

> 全人的な視点から，今後の患者の将来を見据えた対応（医療の継続性）を追加した

> 引用文献を付けた

図1　退院時サマリーBefore & After：丹毒患者

Lesson
11

あと○日でサマリーの期限，早く書かないと……

退院時サマリー：
BEFORE

入院経過の概要）
60代男性
　限局型小細胞肺癌で活動性の間質性肺炎を合併していた。放射線治療の適応外と判断され，化学療法のみを施行し，好中球が200，血小板減少が6万まで低下したが，自然に回復した。

考察）
肺癌診療ガイドライン2022年版では，「限局型小細胞肺癌（PS 0～2）に対して，化学放射線療法を行うよう推奨する（推奨の強さ：1，エビデンスの強さ：A，合意率：100%）」とされている。
　限局型小細胞肺癌に対して薬物療法と胸部放射線治療の併用は，薬物療法単独に比べてOSを改善することが2つのメタアナリシスにより明らかにされている。有害事象に関しては，薬物療法と胸部放射線治療の併用により治療関連死が1.2%増加することが報告されており，併用の際には有害事象の発生について十分に注意する必要がある。

【引用文献】日本肺癌学会・編：肺癌診療ガイドライン2022年版. 金原出版，2022

> がん領域ではPerformance Status（PS）を記載しよう

> 有害事象（血球減少）はCTCAEの分類に基づいて発症時期を含めて記載しよう

> ガイドラインを調べたのは素晴らしいが，そのままコピペだけはちょっと……

> 経験した症例について考えてみよう！

退院時サマリー：
AFTER

入院経過の概要）
60代男性
　限局型小細胞肺癌（PS 1）で活動性の間質性肺炎を合併していた。放射線治療の適応外と判断され，化学療法のみを施行し，day12にG4の好中球減少，G1の血小板減少が出現したが，FNの合併はなく血球は自然に回復した。

考察）
間質性肺炎を合併した限局型小細胞肺癌の1例を経験した。
　肺癌診療ガイドライン2022年版では，「限局型小細胞肺癌（PS 0～2）に対して，化学放射線療法を行うよう推奨する（推奨の強さ：1，エビデンスの強さ：A，合意率：100%）」とされている。
　本症例はPS良好な60代であり化学放射線療法の適応があるが，活動性の間質性肺炎の合併があるため，放射線治療は適応外と考えられ，ガイドラインから逸脱する症例と考えられた。ガイドラインの応用が重要であることを感じた症例であった。

【引用文献】日本肺癌学会・編：肺癌診療ガイドライン2022年版. 金原出版，2022

> PSを記載した

> 有害事象を簡潔にサマライズしており，第三者（後からサマリーを見るかもしれない人）にも理解しやすい

> 発熱性好中球減少症（FN）の有無は経過に大きく影響するので，陰性所見をあえて記載した

> 内容を端的に表したタイトルを付けた

> ガイドラインと自ら経験した症例を比較したうえで，研修医としての率直な感想も加えている

図2　退院時サマリーBefore & After：間質性肺炎を合併した小細胞肺癌患者

1. 基本的なこと

　誤字・脱字，日付間違い，検査データなどの転記ミス，単位の間違い，記載漏れなど，これらは気をつければ改善できる部分ですね。退院時サマリーには表1に示したような必須項目もあるので，入力漏れがないように気をつけましょう。なお，退院時処方がない場合は「なし」と記載します。

　退院時サマリーが完成したら，もう一度自分で文章を確認してください。誤字を指摘することは指導医の役割ではありません。もちろん人間なので間違えたり間違いに気づかなかったりすることはありますが，人に見てもらう以上，セルフチェックは必ず行うようにしましょう。

2. 診断プロセス

　現病歴については，想定する診断，鑑別診断を念頭に，陰性所見も含めて記載できているかもう一度確認しましょう。診断に必要な検査や画像所見については漏れなく記載します。論理に矛盾がないか（診断根拠は正しく記載されているかなど）についても，一歩引いて自分の記載を見直してみてください。

　また，現病歴と入院後経過の区別があやしくなっていることが時々あります。例えば，「●●で入院した」と現病歴に書いて，再度入院後経過にも「●●で入院した」と重複して記載されていることがあります。現病歴は入院するまでのこと（入院する理由が記載されるべき），入院後経過ではそれに対してどのように対応したのかを記載しましょう。

3. 治療・処置

　退院時の投薬内容は，当該診療科から処方される退院時処方のみを記載するのではなく，退院時ならびに直近の退院後において使用される薬剤すべての情報を列記するものとされています[2]。ただ，実際の臨床では，他院や他科の薬剤内容がはっきりしないこともあると思いますので，わかる範囲できちんと記載するようにしましょう。

　薬剤名ですが，資格試験などでの症例作成や学会発表，論文などでは一般名で記載することが求められています。そこで退院時サマリーでも一般名の記載，あるいは一般名と商品名を併記するのが理想ですが，薬剤が多い場合などはかなりの労力を要することになります。また，外来では商品名が優先されることも考えると，個人的には商品名でも許容されるかなと思います。このあたりは理想と現実の狭間ですね。

　なお，入院中に行った手術や処置については，実施年月日を含めた手術所見を記載する必要があります。手術部位の左右や日付など，記載間違いがないようにくれぐれもご注意ください。

病名はICD-10に準拠しよう

コラム
11

　本文で述べた診断プロセスに関して，病名の記載は基本的には国際疾病分類（international classification of diseases；ICD）-10に準拠した疾患名を選択するように心がけましょう。なぜでしょうか？　ICD-10は疾病登録をするために必要だからです。例えば診療録管理体制加算の施設基準では，入院患者の疾病統計について，ICDに基づいた疾病分類がなされていることを求めています。

　しかし，「ICDの表記ってよくわかんない……」という人も多いと思います。かくいう私もほとんどわかっていませんでした。改めて調べてみると，1桁目はアルファベットの大文字で疾患・障害のカテゴリーを表し，2～3桁目は数字で疾患名を表しています。また，4～5桁目は疾病の詳細（部位，原因，重症度など）を表しています。といってもわかりにくいと思いますので，図3に例を示しました。これ以上は私も詳しくないので，突っ込まないでください (*_*)。

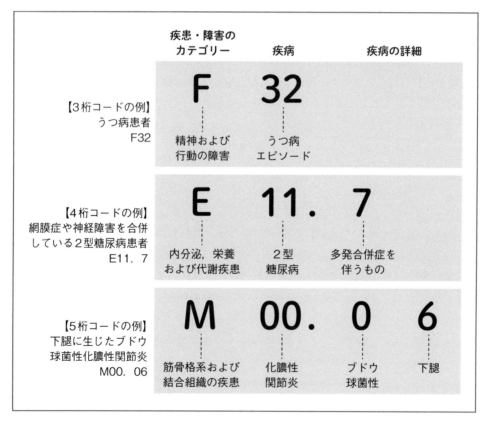

図3　国際疾病分類（ICD）-10のコード例

4. 考察

これは先ほど述べたとおりですね。せめて1〜2行書けるといいですね。10年後，20年後の自分に必ず返ってきます！

5. 倫理的妥当性（倫理的配慮）

患者さんは医学的な問題以外にもさまざまな社会的問題を抱えています。例を挙げてみましょう。

1 独居の認知症患者

認知機能が低下した1人暮らしの高齢者が入院した場合を想定してみます。入院時の問題が解決され，退院できそうな状態になったものの，看護師から「家に帰ったら薬の管理は難しいかも」と言われました。さて，皆さんはどうしたらいいと思いますか？　こういうときこそ周りのメディカルスタッフに相談してみてください。

よく用いる対策として，退院時の薬の一包化があります。たくさん薬をもらった認知症患者さんが朝，昼，夜と薬を間違いなく飲むのはハードルが高いので，朝の薬，昼の薬などと分けることで間違いが少なくなります。また，自宅に薬剤師が訪問して指導する制度（在宅患者訪問薬剤管理指導）の活用もありえます。メディカルスタッフに相談しながら，医療資源をうまく使って退院後の患者さんをサポートしたいものです。

2 老老介護の夫婦

それまで何とか生活を送ってきた高齢（老老介護）の夫婦の一人が，誤嚥性肺炎を契機に一気にADLが低下し，肺炎が治った後も嚥下機能評価で顕性誤嚥があり，経鼻胃管が挿入され，経口摂取はできないと判断された場合，どうでしょうか？　どこの病院でもありうることです。

自宅に帰ることは，リハビリによって回復すればまだしも，少なくともすぐには難しそうです。このような場合，施設や療養型の病院への転院が検討されることが多いかと思います。と同時に，入院前と比べて要介護度が上がっているので，介護保険を見直すことで受けられるサービスが増えるかもしれません。そういったことを入院中に少しでも調整できれば患者さんが退院後に暮らしやすくなるので，何かできないかという視点をもって周りのスタッフとよく相談してくださいね。

Lesson
11

あと○日でサマリーの期限，早く書かないと……

3 その他にもいろんな問題が

その他にも，次のようなさまざまな問題を患者さんは抱えています。

> ● 医療費が高くて困っている（高額療養費制度や生活保護制度を活用できないか？）
> ● 家族の介護で手が離せないとか遠方などの理由で，頻回の通院が困難（病診連携はできるか？）
> ● 喫煙や飲酒に起因する疾患なのに，禁煙や禁酒ができない（禁煙指導・禁煙外来，禁酒指導の必要性）
> ● オーバードーズ（薬物過剰摂取）で救急外来を受診（かかりつけの精神科や心療内科との連携）

　こうした患者さんに対しては，問題点の洗い出しと対策の検討が必要です。多職種カンファレンスが開かれたり社会福祉士，ケアマネジャーなどと話し合ったりした場合には，そのつど内容をカルテにサマライズしておけば，大きな負担にならずに退院時サマリーに反映させることができます。

　倫理的妥当性は医学的な問題と同様に重要なので，必ず退院時サマリーにも記載しましょう。疾患をみるのではなく，人をみる，つまり全人的視野での診療が求められるわけですね。

おわりに

　「さあ，いまからサマリー書こうかな！」という気分になりましたか？

　最後に，誰かにチェックしてもらいたいけど機会に恵まれない研修医の皆さんと，じっくり退院時サマリーをチェックしてあげたいけれど毎日多忙な指導医の先生のために，退院時サマリーのセルフチェックリストを作りました（表2）。最後の項目「次に担当する人にとって役に立つ退院時サマリーになっていると思うか？」がOKなら，まず問題はないですね（笑）。

表2　退院時サマリーのセルフチェックリスト

> □ 誤字・脱字はないか？
> □ 検査データの転記ミスや単位の間違いはないか？
> □ バイタルサインは抜けていないか？
> □ 病名はICD-10に準拠しているか？
> □ 現病歴と入院後経過の内容がだぶっていないか？
> □ 退院時処方に間違いはないか？
> □ 退院時の方針は記載されているか？
> □ 倫理的妥当性は記載されているか？
> □ 1行でもいいので考察を書いたか？
> □ 次に担当する人にとって役に立つ退院時サマリーになっていると思うか？

引用文献

1) 日本診療情報管理士会・編：これでわかる！ 診療情報管理士の実務Q&A 第2版. じほう, p4, 2019
2) 日本医療情報学会, 日本診療情報管理学会；退院時要約等の診療記録に関する標準化推進合同委員会：退院サマリー作成に関するガイダンス. 2019（https://www.jami.jp/jamistd/docs/dischargeSummary2019.pdf）
3) 日本診療情報管理学会：診療情報の記録指針2021. 2021（https://jhim-e.com/pdf/data2021/recording_guide2021.pdf）
4) 厚生労働省：基本診療料の施設基準等（厚生労働省告示第62号, 平成20年3月5日）
5) 厚生労働省：基本診療料の施設基準等及びその届出に関する手続きの取扱いについて（保医発0304第2号, 令和4年3月4日）
6) 日本内科学会：病歴要約 作成と評価の手引き J-OSLER版. 2020（https://www.naika.or.jp/wp-content/uploads/J-OSLER/Tebiki_ByorekiHyoka.pdf）

Lesson **11**

あと○日でサマリーの期限, 早く書かないと……

全力投球カルテと
継ぎ足しカルテ

　▶外科系のカルテと内科系のカルテはまったく別物ですね。

　▶どんな風に違うのかな？

　▶外科系のカルテは「継ぎ足しカルテ」ですね！

外科系カルテの特徴

　ある研修医と，外科系カルテと内科系カルテの違いについて話し合っているときに，「継ぎ足しカルテ」という言葉を教えてもらいました。

　彼によると，外科系は手術をしたりドレーンを抜いたりと処置が多く，パターンも決まっていることが多い。カルテ（特に術後記録）を書くときは，イベントごとに日付と処置内容を追記しては上書きしていくので「継ぎ足しカルテ」なんだということでした。

　私はなるほど！と感心しました。老舗のうなぎ屋さんや焼き鳥屋さんでは秘伝のたれを継ぎ足し，伝統の味を守っているといわれます。たれを継ぎ足すことで旨味が凝縮され味わい深いものになるという理屈ですが，外科系カルテは継ぎ足しをすることでカルテをブラッシュアップしているように見えます。これはコピペカルテとはまったく違うものです。

　外科系カルテは内科系カルテと比べて，プロブレムがそれほど複雑でないことが多いとLesson 3（p.18）で言いました。一つひとつのプロブレムについて考察するというよりは，実際に行った処置を記録していくことが中心になるのでしょう。さらに日中は手術などでカルテ記載に時間を割くことが難しいという事情もあるのかもしれません。

　術後記録で見られるこの「継ぎ足しカルテ」はすでに時系列になっていることから，退院時サマリーを記載する際も文章をつなげればすぐに出来上がるというメリットがあります。

1. 診療科によって違うカルテの書き方

　そういう視点で見てみると，カルテの種類も診療科によって分類できることに気づきます。例えば小児科は内科系に属するかなと思います。一方，内科系でも，プロブレムが少なく手技が多い患者さんでは「継ぎ足しカルテ」の要素が強くなります。また，長期間にわたって化学療法を行うことが多い血液内科や腫瘍内科のカルテは，継ぎ足しカルテの要素と，プロブレムごとに考察する内科系カルテの要素の両方がありそうです。

　カルテの書き方一つとっても，いろいろなやり方があるものだと改めて勉強になりました。また，「カルテをきちんと記載することは大事だが，カルテを記載することが目的ではない」という原則も再認識することができました。

2. 術前記録は「全力投球カルテ」

　他方で，外科系カルテであっても「術前記録」は内科系の初診記録に匹敵するほど詳細な記載がされていることが多いです。術前には，併存疾患，Performance Status（PS）の評価，術前検査，手術方法など，把握しておかなければならないことがたくさんあるからです。抗血栓薬や糖尿病治療薬などの内服薬の確認はもちろん，併存疾患があれば必要に応じて術前にコンサルトを行いますし，さらに周術期口腔機能評価や手術に関するインフォームドコンセント（IC）の実施など，大忙しです。

　そのため，外科系のなかでも術前記録は"全力投球カルテ"といえるかもしれません。手術が決まったら，麻酔科医師の術前回診に始まり，手術室の看護師（通称オペ看，オペナース），歯科医師，リハビリ医師など，複数の職種がカルテを記載することになります。

3つの外科系カルテ

　ここからは肺癌疑いの患者さんを例に，時系列に沿って「術前記録」「手術記録」「術後記録」を紹介したいと思います。

1. 術前記録

　上述したように，術前記録には腫瘍マーカーやPS，呼吸機能検査など，手術に必要な情報を漏れなく記載します（図1）。

　PSが悪い場合は，手術の可否やPSに応じた術式を検討する必要があります。また，全身麻酔が必要な患者さんでは呼吸機能検査や心機能評価を行い，問題がある場合は該

全力投球カルテと継ぎ足しカルテ

70代女性

主　訴）胸部異常陰影

現病歴）関節リウマチで当院通院中であった。胸部CTで緩徐に増大
　　　　傾向のすりガラス陰影を指摘され，肺癌疑いで2/26当科へ
　　　　紹介受診した。

既往歴）関節リウマチ，大腸癌術後

内服歴）リウマトレックス® 4mg 分1 朝食後，リマチル® 100mg 1T
　　　　分1 朝食後，アザルフィジン®EN 500mg 1T 分1 朝食後，
　　　　抗血栓薬・糖尿病薬なし

家族歴）特記所見なし

生活歴）喫煙歴never，飲酒歴never，ADL自立，夫・娘と3人暮らし

身体所見）身長152cm，体重54.4kg，BMI 23.5kg/m²，血圧 120/64，
　　　　脈拍 84/min，SpO₂ 98%（RA），体温36.3℃，呼吸音：正常，
　　　　心音：雑音なし，浮腫：なし，動揺歯：なし，PS 0（毎日
　　　　walkingを30分）

腫瘍マーカー）CEA 3.2ng/mL，CYFRA 1.3ng/mL

生理機能検査）VC 2.83L，FVC 2.88L，FEV₁ 2.49L，FEV₁.₀%
　　　　86.6%，心電図：正常，心エコー：正常

画像検査）PET/CT：肺癌（cTisN0M0 stage 0，UICC 8th）疑い。
　　　　左下葉S8に14mm大の限局性すりガラス陰影を認め，3
　　　　年前のCTと比べて緩徐に増大傾向がみられる。FDG集積
　　　　亢進（SUVmax 0.8）はみられず，明らかなリンパ節転移
　　　　や遠隔転移はない。大腸癌の再発所見はない。
　　　　脳造影MRI：脳転移を疑う所見なし

治療方針）PS良好な非喫煙女性に合併した緩徐増大傾向の左下葉腫
　　　　瘍で，肺癌の可能性が高い。診断および治療を目的に，積
　　　　極的縮小手術を行う。
　　　　⇒3/25　胸腔鏡補助下左肺下葉部分切除術（ND0）

（吹き出し）増大傾向は重要なキーワード

（吹き出し）観血的な処置を行うので，特に抗血栓薬には注意を払う

（吹き出し）具体的な内容とともにPSを記載しているのでわかりやすい

（吹き出し）腫瘍マーカーや呼吸機能検査など術前に把握しておきたい内容を記載

図1　外科術前記録：肺癌患者

当科にコンサルトします。

　その他，観血的処置を行う場合は抗血栓薬など出血リスクのある薬剤の有無を把握し，ステロイド内服中の患者さんの場合なら周術期ステロイドカバーの可否を判断することが必要です。さらに，血糖コントロール不良の糖尿病がある患者さんなら，術前血糖管理について（糖尿病）内科との連携も重要です。

　また，薬剤の種類が多いとか，専門性の高い薬剤を使用している患者さんでは，主治医のみではそれらの薬を術前に休止するか，他剤に変更するかなどの判断に困ることもあります。このようなときこそ薬剤師の出番です。薬剤師は広く医薬品の知識があるだけでなく，患者さんの服薬状況を正確に把握していて（服薬アドヒアランス不良の患者さんがいかに多いことか！），患者さんとコミュニケーションをとりながら，患者さんが安心して治療を受けられるようにサポートします。質の高い周術期医療が行われるよう，現在では周術期における薬剤師の関わりに対して加算を算定できるようにもなっています（周術期薬剤管理加算）。

　このように，周術期にトラブルが起こるのを防ぐため，術前には主治医だけでなく多職種によって患者さんの評価が幅広く行われます。これらの内容をまとめて記載するのが「術前記録」なのです。皆さんも気合いが入ってきましたか？

2. 手術記録

　いよいよ手術が行われ，無事終了しました！　今度は「手術記録」です。これは記憶が鮮明なうちに，できるだけ早く記載することが肝心です。ただ，研修医がいきなり手術記録を書くことはほとんどないと思いますので，指導医の先生のカルテを見て手術のおさらいをしましょう。

　手術記録では，術式により，決まり文句というか決まった記載の仕方がありますので，それに則ってルーチン化した手技の記載は省略しつつ，症例ごとに異なる所見は詳しく記載します[1]。

　医療法施行規則によると，手術記録では表1の6項目を記載するよう求められています。その他にも，①患者氏名，②年齢，③性別，④手術年月日，⑤術前診断，⑥術後診断，⑦手術術式，⑧麻酔方法，⑨手術時間，⑩手術医名，⑪麻酔医名などを記録するよう勧められることが多いです。電子カルテであれば自動で記載されたり麻酔記録として記載されたりする項目があるでしょう。

　図1と同じ肺癌患者さんの手術記録を図2に示しました。実際に手術の様子を見ていなくても光景が目に浮かぶような，簡潔明瞭な記録になっていますね。

3. 術後記録

　最後の「術後記録」は，前述した「継ぎ足し」カルテが多いです。

　上と同じ肺癌患者さんの術後記録を見てみましょう（図3）。創部の痛みや腫脹，出血，発熱などの合併症をチェックしながら，実施した処置の記録を中心に，実際の日付あるいはpostoperative day（POD）で記載されることが多いと思います。

　もう一例，S状結腸穿孔による急性汎発性腹膜炎で手術を行った患者さんの術後記録を図4に示します。こちらもPODを時間軸として，実施した処置の内容が記載されています。日々の所見として，創部の痛みや発熱などの有無を中心にチェックしており，ドレーンの種類と抜去した日付が継ぎ足しで記載されています。実際の現場ではもっとシンプルなカルテも見かけますが……。

表1　手術記録に記載する内容

医療法施行規則　第1条の10第5項
第3項第2号の手術記録には，次に掲げる事項が記載されていなければならない。
　　1　手術を行った医師の氏名
　　2　患者の氏名等手術記録をそれぞれ識別できる情報
　　3　手術を行った日
　　4　手術を開始した時刻及び終了した時刻
　　5　行った手術の術式
　　6　病名

Lesson
12

全力投球カルテと継ぎ足しカルテ

手 術 日）20XX/3/25
術前診断）左下葉肺癌（cTisN0M0 cStage 0, UICC 8th）疑い
術後診断）左下葉肺腺癌（sT1sN0M0 sStage 0）
術　　式）胸腔鏡補助下左肺下葉部分切除術（ND0）
術　　者）A先生, 助手：B先生, C先生
手術時間）47分
麻酔時間）2時間7分
出 血 量）少量
輸　　血）なし
手術所見）
#1 全身麻酔および硬膜外麻酔下に, 右側臥位にて手術を開始した。
　　左第8肋間前腋下線上にポートを留置し, 胸腔鏡を挿入し左胸腔
　　内を観察した。左肺上葉と胸壁の間に炎症性癒着がみられた。胸
　　水, 胸膜播種および肺内転移を疑う病変, 胸膜プラークはみられ
　　なかった（E0, D0, PM0, Plq0）。左下葉S8に軽度の胸膜変化
　　を伴う結節を確認し, 8cmの前側方切開を行い, 左第6肋間にて
　　閉胸した。洗浄胸水細胞診を提出した。
#2 左肺下葉の葉間に, 胸膜変化を伴う結節を触知し, 既知の原発性
　　肺癌疑い病変と判断した（PL0, sTis）。葉間肺動脈の露出は行わ
　　なかった。EGIA60AMT×2本にて部分切除術を行った。術中迅
　　速検査に提出したところ, Adenocarcinomaの診断が得られた。
　　フィブリン糊（Bolheal 3mL）にてポリグリコール酸シート
　　（Neoveil）をstaple lineに貼付した。
#3 24Frダブルルーメントロッカーカテーテルを左第8肋間創から左
　　胸腔内に挿入し, 留置した。トパーズに接続した。層を層々に閉
　　鎖し, ドレーンからair leakageがないことを確認し, 手術を終了
　　した。術後の胸部単純X線写真にて異常がないことを確認した。

> 全体として, 簡潔明瞭なカルテになっている

> 術前・術後診断, 術式, 術者・助手, 手術時間などはルーチンで定型的に記載する

> 麻酔方法, 体位, ポート挿入部位, 内腔所見を記載したうえで治療内容を記載する

図2　手術記録：肺癌患者

S）傷の痛みはだんだん良くなっています。病棟を歩いています。

O）発熱なし
　　創部clear

A）#左下葉肺腺癌（sT1sN0M0 sStage 0）
　　　3月25日：胸腔鏡補助下左肺下葉部分切除術（ND0）
　　#関節リウマチ
　　　術後の合併症なし

P）3/26（POD1）：ICU退室
　　3/27（POD2）：左胸腔ドレーンを抜去した
　　3/29（POD4）：血液検査, 胸写にて問題なし
　　3/30（POD5）：重篤な合併症なく, 自宅退院した

> 実際の日時やPODを時間軸として, 処置内容を中心に記載する

図3　外科術後記録：肺癌患者

S) 動かすと少し痛い。便が出てよかった。 ●━━━━━┓

O) 37.2℃，97％（RA）
腹部：平坦，軟，左右ダグラス窩ドレーン：漿液性

A) #S状結腸穿孔
#急性汎発性腹膜炎
人工肛門から排便あり。解熱傾向で全身状態は良好。
腹部単純X線写真では腸管ガス像は目立たず，炎症所
見も改善傾向。ドレーン培養からは大腸菌少量のみ。

P) 12月6日，S状結腸穿孔で緊急搬送され，緊急手術 ●━━━┓
（S状結腸部分切除術，腹腔内洗浄ドレナージ，人工
肛門増設術）を施行。
12/07（POD1）：胃管抜去。飲水開始 ●━━━━━━━━┓
12/08（POD2）：ICU退室
12/10（POD4）：食事開始
12/12（POD6）：右横隔膜下ドレーン抜去

痛みは手術に共通した
症状である。さらに今
回は消化管なので，排
便状況などの情報を記
載した

ショートサマリー風に
記載している

PODを時間軸として，
処置内容を中心に記載
する

図4 外科術後記録：急性汎発性腹膜炎患者

　このように，外科系カルテでは，術前記録は全力投球で気合いの入ったカルテ，手術記録は簡潔明瞭なカルテ，術後記録はシンプルだけど要点を絞ったPODを時間軸としたカルテと，メリハリのきいた内容になっていることが多いです。

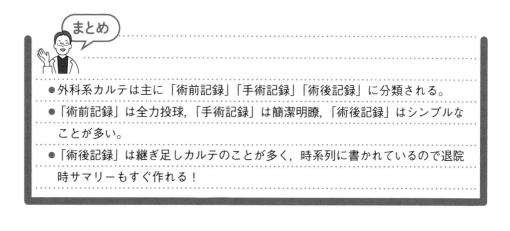

まとめ

● 外科系カルテは主に「術前記録」「手術記録」「術後記録」に分類される。
● 「術前記録」は全力投球，「手術記録」は簡潔明瞭，「術後記録」はシンプルなことが多い。
● 「術後記録」は継ぎ足しカルテのことが多く，時系列に書かれているので退院時サマリーもすぐ作れる！

Lesson
12

全力投球カルテと継ぎ足しカルテ

引用文献

1）阿部好文，他・編：診療科目別 正しい診療録の書き方．朝倉書店，p82，2004
2）厚生労働省：医療分野の情報化の推進について（https://www.mhlw.go.jp/stf/seisakunitsuite/bunya/kenkou_iryou/iryou/johoka/index.html）

> コラム
> 12

エモいカルテ？

　研修医の皆さんで「紙カルテ」を経験したことのある人はいますか？

　大学病院や市中の基幹病院では電子カルテシステムを採用しているところが多く，最近は診療所でも電子カルテの使用が増えています。厚生労働省によると，2020年時点の電子カルテの普及率は一般病院で57.2%（4,109/7,179）ですが，400床以上では91.2%（609/668）でした[2]。全国の大学病院の7割は病床数500床以上ですから，研修医の皆さんの大半が紙カルテを知らないとしても当然です。

　電子カルテの経験しかない人には紙カルテの長所・短所が実感できないと思いますが，ベテランの先生には共感してもらえるかもしれません。また，紙カルテの医療機関もまだ存在しますので，皆さんもこれからの医師人生のどこかで経験するかもしれません。参考程度にこのコラムを読んでもらえればと思います。

　紙カルテは一言でいうと「エモい」です。筆圧や文字の大きさでそのときの感情がビンビン伝わってきます。それがいいかどうかは別にして(;´｡ω｡`;)。ものすごく小さな字や筆圧の弱い字を書く人もいれば（読めないのは勘弁してほしかったですが），読みやすくて整然としたカルテを書く人もいます。面識のない人だと，この先生面白そうだなと思いながら読んだりするのもカルテの楽しみ方の一つでした。

　また，紙カルテは絵（スケッチ）を描くときはとても使いやすいです。電子カルテにもスケッチ機能が付いているものが多いと思いますが，使いこなしている先生は私の周りにはあまりいません。ちょっと面倒くさい，自由度が少ないと感じてしまうからでしょうか？　キャプチャーがすぐできてしまうのも一因なのかもしれません。いずれにせよ，スケッチを描く頻度は以前と比べて明らかに減っています。それにより，スケッチを描くことで得られた気づきも減っているのかもしれませんね。そこに関しては紙カルテが勝っているところかもしれません。

　しかし，こうしたこと以外は電子カルテのほうが圧倒的に有能で，文字が読めないなんてことはなく（診療所からの紹介状はまだ手書きのこともありますが），タイムリーに他科・他職種のカルテを確認したり自分のカルテを作成（紙カルテの時代はカルテが手元にないと書けなかった……）したりできます。

　電子カルテなら，検査値の比較（信じられないかもしれませんが，昔は検査データをカルテに切り貼りしていました！），画像の比較〔シャウカステン（p. 44）に並べていました〕も簡単にできます。加えて，検索した文献や医療情報をカルテに反映させることも簡単で，医療機関同士で情報を共有することもできます（画像や病理デジタル画像を遠隔医療として用いるとか，診療所と病院で情報を共有するとか）。

　こうみると，電子カルテが普及するのは必然だったといえるでしょう。

コツをつかめば簡単!
医療文書マスターを目指せ!

▶医療文書?　なんかややこしそう……。

　そう感じている人も多いかもしれません。確かにとっつきにくい感じは否めません。でも，これはカルテの作成と同様に重要なうえ，カルテとも連動していて，法律でも規定されている文書なので，ぜひとも慣れてもらいたいと思います。

医療文書ってなに?

　問題です。医療文書と聞いて思い当たるものはありますか?　カルテじゃないかって? その通り!　その他には?

　そう，診断書や同意書ですね。また，指示書（例えば訪問看護指示書），証明書（おむつ使用証明書というものがあるのはご存知でしたか?），意見書（例えば医療要否意見書）などもそうです。さらに，皆さんがきっと書いたことのある入院時の書類，「入院診療計画書」も医療文書に該当します。この他，紹介状や診断書を作成したことがある人も多いかもしれません。

　そうなんです。すでに皆さんには医療文書の作成能力があるというわけです。

　一般に，医療文書には診療録と診療に関する諸記録，さらに紹介状（診療情報提供書）などが含まれます。診療録（カルテ）は医師法（Lesson 1，p. 4），診療に関する諸記録は医療法で規定されています。紹介状は厳密には規定されていませんが，地域医療支援病院や特定機能病院では保存することが医療法施行規則によって定められています。

　ここでは，カルテ以外の医療文書のうち，研修医が記載する機会の多い項目を中心に紹介します。医療文書マスターになるべく頑張っていきましょう!

院内紹介状

　まずは紹介状です。これには院内紹介状と院外紹介状がありますが，院外紹介状は正

式には「診療情報提供書」とよばれるので，本書ではそのように記載します。

　院内紹介状の書き方って，最初はよくわかりませんよね。でも数カ月経ってくると，それなりに書けるようになります。しかし，わかりやすい紹介状とわかりにくい紹介状があるのも事実です。皆さんには紹介を受ける側の立場に立って，わかりやすい紹介状が書けるようになってほしいなと思います。

1. 院内紹介の仕組み

　まったく初めての読者もいるかもしれないので，院内紹介の仕組みを簡単に説明します。ただし，詳細は病院ごとに違うと思います。

　院内紹介状は外来と入院に分類されます。研修医の場合，自分の外来の患者さんを他科の外来に紹介するよりは，入院患者さんを他科に紹介することが多いかと思います。

　どういう場合でも，まずは紹介状を作成し，紹介先の先生に届けると，その先生が診察（外来呼び出しあるいは往診）をして返事を書いてくれます。予約をとって再診（1週間後，1カ月後など）あるいは併診（入院中一緒に診てくれる）となることも，あるいは終診となることもあります。紹介状を紹介先の先生に届ける仕組みは，電子カルテ上でのやり取りのみ，もしくは紙を併用するなど病院によりさまざまです。

2. 院内紹介状を書いてみる

　では紹介状を作成しましょう。まず定型文（挨拶）を覚えます。普段の会話の「こんにちは」「さようなら」と同じように，いきなり本題に入らず挨拶文を書くのが一般的で，紹介状のはじめとおわりにそれぞれ簡潔に書きましょう。これは後述する診療情報提供書も同様です。

　こちらから患者を紹介する際は「いつもお世話になっております」，紹介をもらって返信する場合は「こちらこそお世話になっております」などと書くことが多いです。正直，失礼がなければ書き方は何でもよいと思いますが，そのうち自分にしっくりする言葉が見つかると思います。

　ただし，極端にへりくだったり長すぎたりする挨拶文はやめたほうがよいでしょう。それよりも内容を充実させることが大切です。面識がまったくない相手にも「いつもお世話になっております」とか，「〜先生」の後に「侍史」とか「机下」を付けるとか，あるいは自分の名前の後に「拝」を付けるとか，何かと業界ルールが多いのは事実ですが，優秀な先生でここにこだわる人はほとんどいませんので次にいきましょう。

　紹介するということは，自分では解決できない，あるいは専門家の意見を聞きたいなど相談したい内容があってのことですから，紹介を受ける側にこちらの意図が的確に伝わるように記載しましょう。

　それが難しいって？　確かにそうですね。慣れないうちは一生懸命書きすぎて文章が

長くなり，意図が十分伝わらないこともあるかもしれません。「文章力ないな」「もっと本を読んでおけばよかった……」など，へこむこともあるかもしれませんが，それでもくじけず頑張りましょう。お手本になる紹介状を書いている先生がいれば、ぜひ真似をしてみてください。

3. 相談したい内容を中心に書こう

書くときのコツは，相手の先生に診てもらいたい内容・プレゼンを文章の頭に持ってくることです。特に複雑な病歴の患者さんで陥りがちなのが，自分が診ている疾患の内容を詳しく書き過ぎることです。そこはできるだけ簡潔に書き，相談したい内容について詳しく記載することで，メリハリのついた紹介状にしましょう。

本当に経過が複雑で長い症例については，別途カルテにサマライズして記載し，「詳細は●月▲日のカルテをご参照ください」と伝えるのがよいかと思います。個人的には，複雑な病歴ではない患者さんの院内紹介状は病棟回診などで行う30秒プレゼンくらいの感覚でよいと思っています。

4. 紹介先の医師はどんな情報を求めているか?

では，実際の症例を見てみましょう。肺炎に対して抗菌薬を使ったら皮疹が出たので皮膚科に紹介するという，よくあるパターンです（図1）。

この紹介状を書くうえで一番重要なのは，紹介を受ける皮膚科の先生がどんな情報を求めているかです。薬疹の可能性が疑われるなら，どのような薬剤をいつからどれくら

紹介先）皮膚科　●●先生 侍史
紹介元）内科　▲▲

疾患名）#1 全身の皮疹　#2 市中肺炎

本文）
いつもお世話になっております。肺炎に対して抗菌薬投与中の患者さんですが，2日前から体幹の掻痒感と軽度発赤があり，中毒疹を疑い抗菌薬中止とステロイド外用で経過をみていましたが，症状の増悪があります。粘膜疹や発熱はありません。
薬歴は以下のとおりです。
3/13〜16　SBT/ABPC
定期内服薬：3/10〜13 葛根湯，1カ月前：バイアスピリン®，
　　　　　　リリカ®，ガスター®
ご多忙中恐れ入りますが，ご高配のほどよろしくお願いします。

簡単でよいので，文章の冒頭と結びに挨拶を書く

紹介先の医師が知りたいと思う情報を記載する

図1　院内紹介状の記載例

いの量で用いているのか，いままで薬疹を含むアレルギー歴があるかどうかは知っておきたいですよね。

また，薬疹の重症度に関する情報があるとその後の対応も違ってきます。粘膜疹や発熱を伴うような症例なら早期介入が必要なので，早めに患者さんを診てくれるかもしれません。薬疹が悪化傾向なのか改善傾向なのかによっても違うでしょう。ですから，これらの情報を詳しく記載します。一方で，肺炎に関してはさらっと記載する程度でよいと思います。

5. 緊急のときは電話で連絡！

紹介先の医師は，院内紹介状が届いたら原則その日のうちに返事をしてくれますが，他の患者さんへの対応もあるので，返事が遅くなることもよくあります。しかし，なかには緊急を要する症例について相談したいこともあるでしょう。その場合は院内紹介状を書くより先に電話しましょう。

では，電話連絡の際に伝えるべきことは何でしょうか？　まずは自分の所属と名前です（当たり前のことですが，慌てていると抜けてしまったり相手が聞き取りにくかったりします）。また，相手の先生も忙しい場合があるので，「いまお時間よろしいですか？」と確認します。「大丈夫です」と言われたら，患者情報（もちろん年齢・性別は必要）と紹介内容を，要点を絞って話します。

え？　緊張するって？　大丈夫！　ただし，「何を診てもらいたいか」だけははっきりさせておいてください。また，IDを聞かれることが多いので，あらかじめ患者さんの名前とIDを控えておき，いつでも言えるように準備しておきましょう。

このように，緊急性が高い場合は電話連絡が一般的ですが，どうしても直接伝えたいときや文章だけでは伝わりにくいときは，「直接お伺いしてもいいですか？」と聞いたうえで，その先生のところに行くといいでしょう。必ず熱意は伝わります(｀ω´)。

院内紹介状のまとめ

- ●定型文（簡潔な挨拶文を冒頭と結びに書く）を覚えよう。
- ●紹介先に診てもらいたい疾患のプレゼンを重点的に伝える。
- ●内容を簡潔に書くことを心がける。
- ●紹介状を書く前に直接の連絡が必要な場合もある。

診療情報提供書（院外紹介状）

1. 記載する項目とポイント

　次は診療情報提供書（院外紹介状）です。各病院で診療情報提供書のひな形があると思いますので，その書式に従って記載します。ただ，受け取った診療情報提供書で困った経験のある医師は7割を超えるとのアンケート調査[1]もあり，やはり受け手の立場に立った診療情報提供書の作成が必要です。

　挨拶は院内紹介状と同じくシンプルでいいと思いますが，少しだけかしこまった感じがよいでしょう。他院に出す文書ですから，院内文書より丁寧に書こうという姿勢が大切です。

　表1に診療情報提供書の記載項目を示しましたが，電子カルテの場合，患者情報や自分の名前，日付などは自動的に入力されると思います。宛先は，紹介先の先生の名前が決まっていない場合は「担当医先生」などと記載することが多いです。

　紹介目的については，転院（入院/通院）なのか，報告のみ（自施設で引き続き加療）なのかははっきりさせたほうがよいでしょう。

　既往歴，家族歴，生活歴などはカルテの記載をそのまま引用できます。アレルギー歴は特に重要なので，詳細に記載します。

　症状経過および検査結果，治療経過でどのようなことを記載すべきかは，診療情報提供書を受け取る医師の立場に立って考えてみると明白です。紹介先の医師が今後その患者さんをフォローすることになるなら，診療経過や現在の処方内容を詳しく知りたいですよね。特に抗菌薬，ステロイド，インスリンなどは開始日，投与期間，投与量を記載します。抜糸などの処置を依頼する場合は，具体的な部位，日付を記載しておくと安心

表1　診療情報提供書に記載する項目

　　1. 紹介先の医療機関情報
　　2. 紹介年月日
　　3. 紹介元の医療機関情報
　　4. 紹介元の医師名
　　5. 患者の基本情報（氏名，性別，生年月日，年齢など）
　　6. 傷病名
　　7. 紹介目的
　　8. 既往歴および家族歴
　　9. 症状経過および検査結果
　10. 治療経過
　11. 現在の処方
　12. 備考

診療情報提供書を作成し患者を紹介した場合，診療情報提供料を算定することができる。この12項目は算定要件として定められている様式。

Lesson 13

コツをつかめば簡単！　医療文書マスターを目指せ！

して引き継ぐことができます。

2. 要点を絞って記載する

　ただし，あまりに長い記載は紹介先の医師の負担になりかねません。複雑な症例では退院時サマリーを添付し，診療情報提供書は全体像がつかめるように要点を絞って記載するという方法もあります。

　患者さんが気にしていること（悪くなったときにどうしたらよいかや経済的な負担など）があれば可能な範囲で，アクションプランも含めて情報共有をしておきます。

　引き続き自施設でもフォローしていくなら，次回の受診日や今後のフォロー期間の目安も書いておきます。

3. 治療内容以外に記載したい情報

　診療情報提供書には，治療内容以外にもぜひ記載してほしい内容があります。

1 ADL

　1つ目は患者さんの日常生活動作（activities of daily living；ADL）です。自分で歩いたりトイレに行ったり食事をしたりできるのか，それとも介護が必要な状態なのか，呼吸や循環動態は落ち着いているのか，家族による介護はどれくらい受けられるのかなどの情報は必須です。

2 患者・家族の意向

　2つ目は患者さんやご家族の意向です。増悪時はどこまでの治療を希望するのか（心停止時を含めて）などを書いておきます。また，今後看取りも含めた加療をお願いするのか，悪くなったときは自施設に紹介してもらうのか（その場合はどのような状態になった場合か）などについても記載しておくと，誤解が少なくなるかもしれません。

　年齢や全身状態，自宅と病院の距離や通院手段（通院困難な方もいます）などを含めて，あらかじめよく話し合っておく必要があります。

3 薬歴の詳細

　処方した薬剤はすべて記載しますが，途中で終了する予定の薬剤がある場合は，特に詳しく記載しておく必要があります。さらに今後，自院で処方するのか紹介先に依頼するのかについても，明確に記載しておかないと間違いのもとになります。また，服薬ア

ドヒアランスについてもコメントしておきましょう。

4 画像情報

　画像情報については，CD-Rより放射線科レポート（取り扱いは各医療機関のマニュアルを見てください）のほうがよいという先生もいますし（多忙で見る時間がないようです），CD-Rがあったほうがよいという先生もいます。

　ここはローカルな内容になりますから，病院の特性や受け取る医師の希望なども踏まえて指導医の先生に確認してください。特に画像が重要な場合，診療情報提供書自体にも添付されているのを見たことがありますが，わかりやすいですね。技術的に可能ならやってみると喜ばれると思います。

　以上のまとめを表2に示しました。皆さんも，もらってうれしい診療情報提供書を書くことを目指しましょう！

同意書

　日常臨床において，手術，処置，検査（内視鏡検査，造影CT検査など）といった，同意書が必要な場面は毎日のように存在します。皆さんも造影CTの同意書や内視鏡検査の同意書を取得したことがあるのではないでしょうか？

1. 同意書取得時のポイント

　取得時は，目的，方法，起こりうる偶発症と発生時の処置，さらにそれに代わりうる検査・処置などについて説明する必要がありますが，すべての内容を完璧に説明できる人は少ないです。一方，説明を受ける患者さんにしても，口頭説明だけでは十分に理解できないことが多いので，説明文書を用いて，それに沿って説明を行うパターンが多い

表2　診療情報提供書のポイント

・他院に提示する正式な文書なので，院内文書より丁寧に書く。
・病状のほかに以下の項目をチェックしておく。
　1）ADL（トイレ，食事，呼吸・循環状態）
　2）患者・家族の意向
　　　・増悪時の対応：心臓マッサージ，挿管，NPPV，点滴，栄養管理
　　　・在宅なら1st call をどこにするのか
　3）詳細な薬歴
　4）画像の準備（診療情報提供書そのものにも添付されているとベスト！）
・診療情報提供書には要点を記載し，退院時サマリーを添付するのが最も良い方法

Lesson
13
コツをつかめば簡単！　医療文書マスターを目指せ！

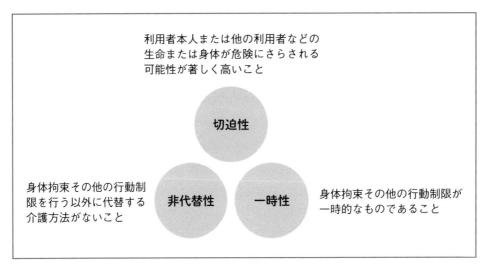

利用者本人または他の利用者などの
生命または身体が危険にさらされる
可能性が著しく高いこと

切迫性

身体拘束その他の行動制
限を行う以外に代替する
介護方法がないこと

非代替性　　**一時性**

身体拘束その他の行動制限が
一時的なものであること

図2　やむをえず身体拘束を行う場合は3要件をすべて満たすこと

と思います。そして患者さんやご家族に十分納得してもらってから署名をもらいます。

　よほど緊急でない限り，患者さんやご家族に考える時間を与える必要があります（い
いよって，すぐサインしてくれる人も多いですが）。また，侵襲性の高い医療行為を説明
するときには看護師など他の医療従事者の同席をできる限りお願いして，カルテにも説
明内容を記載します。

2.　身体拘束に関する同意書

　皆さんは，「先生，先ほど入院のAさん，身体拘束の同意書を取っておかなくていいで
すか？」と言われたら，「はい，取ります」と何も考えず即答したりしていませんよね。

　高齢者や認知症の患者さんは入院中に転倒するリスクが高い一方で，身体拘束は患者
さんのQOLを根本から損ない，身体機能を低下させてしまうリスクがあります。『身体
拘束ゼロへの手引き』[2] によれば，身体拘束は「緊急やむをえない場合」，つまり3つの
要件をすべて満たしたときに限られるとされています。その要件とは，切迫性，非代替
性，一時性です（図2）。

　この手引きは介護の現場に関わる人たちに向けたものですが，病院においても身体拘
束の判断は慎重であるべきで，患者さんやご家族には各医療機関の同意書に則って丁寧
に説明する必要があります。一つひとつ，意味を考えながら進めましょう。

引用文献

1)　日経メディカル：紹介状で相手を困らせないための4つのポイント．2022年8月29日（https://medical.
nikkeibp.co.jp/leaf/mcm/pub/report/t259/202208/576219.html）
2)　厚生労働省「身体拘束ゼロ作戦推進会議」：身体拘束ゼロへの手引き；高齢者ケアに関わるすべての人に．
2001（https://www.fukushihoken.metro.tokyo.lg.jp/zaishien/gyakutai/torikumi/doc/zero_tebiki.pdf）

いろんな医療文書の種類と書き方のポイント

　Lesson13では，院内紹介状，診療情報提供書（院外紹介状），同意書について説明しました。今回はその他の医療文書として，主な診断書，意見書（表1）について紹介しましょう。

　ついでに，これは文書ではありませんが研修医の皆さんが困ることが多いレセプトについても最後に解説します。

■ 死亡診断書（死体検案書）

1. 研修の到達目標にも含まれている

　皆さんは死亡診断書（図1）を記載したことはありますか？　死亡診断書は人の死を医学的かつ法的に証明する書類です。医師法第20条では，死亡を診断した医師（特定の疾患に限り歯科医師）が自ら記載しなければならないとされています。

　2004年度から実施されている医師臨床研修制度では，医師としての人格を涵養し，プライマリケアの基本的な診療能力を修得するという基本理念を踏まえ，研修医が到達すべき目標（臨床研修の到達目標）が定められています[1]。その到達目標には，保健医療

表1　主な診断書，意見書，証明書

- ・診断書（疾病診断書，健康診断書，身体障害者診断書，死亡診断書・死体検案書など）
- ・証明書（出生証明書・死産証書，通院・入院証明書など）
- ・傷病手当金請求書
- ・公費申請関連（小児慢性特定疾病医療意見書，精神保健福祉法及び精神障害者福祉に関する法律関連書類など）
- ・介護保険に関わる主治医意見書
- ・生活保護者の医療要否意見書
- ・訪問看護指示書
- ・その他（労働災害における意見書，法的機関からの入院治療状況証明書・報告書など）

〔日本診療情報管理学会・編：診療情報学 第 2 版. 医学書院，pp390-394，2015を参考に作成〕

死亡診断書（死体検案書）

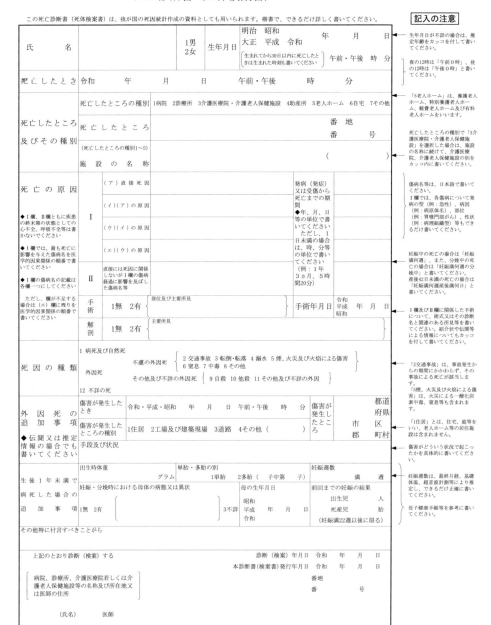

図1　死亡診断書（死体検案書）

〔厚生労働省医政局政策統括官（統計・情報政策，労使関係担当）：死亡診断書（死体検案書）記入マニュアル 令和5年度版. p4，2023より〕

法規・制度の理解，死亡診断書（死体検案書）などの医療文書の作成が含まれています。人によって経験の度合いはさまざまだと思いますが，2年間の研修中にぜひ経験してもらいたいところです。

　念のため，死亡診断書と死体検案書の違いについてですが，自らの診療管理下にある患者が，生前に診療していた傷病に関連して死亡した場合は「死亡診断書」を，それ以

監察医制度

「死体検案」は医師であれば行うことができますが，東京23区，大阪市，神戸市などでは監察医制度があるので，監察医務院において監察医が検案を行います。検案によっても死因を特定できなかった場合は行政解剖（まれに司法解剖）を行いますが，いずれの場合でも監察医が死体検案書を作成します。

一方，その他の地域では，警察から依頼された医師が死体検案を行った後に死体検案書を作成・交付することになっています。

監察医制度は，死因不明の死体について，その死因を明らかにすることで公衆衛生を向上することなどを目的に1947年に設置されました。東京都監察医務院のWebサイトによれば，2018年の年間検案数は14,023体，解剖数は2,073体で，これは東京23区内における全死亡者の約17.5％にあたるそうです。東京都では1年間にこれだけの人が，監察医の検案を必要とする原因不明の病気や事故などで死亡していることになります。

外の場合は「死体検案書」を作成することになります。

2. 記入時の主な注意点

死亡診断書の正確な書き方については『死亡診断書（死体検案書）記入マニュアル』[2]（毎年改訂されます）を参照してもらうのがよいと思いますが，いくつかポイントを述べます。

診断書と検案書のどちらかを選択する際は，選ばないほうを二重線で消します。公的な文書などでは訂正や取り消しをする場合，二重線を引いた箇所に印鑑（訂正印）を押したり署名したりすることがありますが，ここでの二重線は訂正ではなく片方を選択したという意味なので，署名の必要はありません。

また，日付は24時間制ではなく12時間制（午前か午後）で記載します。深夜に診断し，診断書を書くのが翌日の朝になっていることもあるので，寝ぼけて間違えないように気をつけましょう。日付が厳密に判断できない場合は「約」を付けます。

「直接死因」と原因となる傷病名の書き方は迷うことがあるかと思いますので，指導医の先生に必ず確認してください。また，記載しない欄には，書き込み防止の観点から斜線を引きます。

死亡診断書は，とりわけ誤りがあってはいけない重要な書類です。個人的な意見になりますが，診断書を作成したら患者さんの氏名や生年月日をご遺族に確認する習慣をつけたほうがよいと思います。名前や生年月日などの重要な個人情報は，入院時に事務職

員が保険証などと照らしあわせて確認していますが，「常用漢字ではない」「戸籍と異なる」などのケースが，ごくまれにですがあります。保険証未持参の場合だと漢字を間違えることもありえます。

　また，救急車で来院された初診の患者さんでは，救急隊からの傷病者収容証の情報をもとに患者情報の登録が行われますが，その情報元に誤りがある可能性もゼロではありません。

　さらに，コロナ陽性患者さんでは家族も濃厚接触者となり来院できず，保険証未持参により本人確認が電話のみになってしまうこともあるので注意が必要です（2022年10月現在）。その他の記載内容についてもエラーが起きる可能性はゼロではありませんので，指導医の先生や看護師にダブルチェックしてもらいましょう。

■ その他の診断書（特に疾病診断書）

　診断書は死亡診断書以外にも，疾病診断書，健康診断書，身体障害者診断書などたくさんありますが，最もよく遭遇するのは疾病診断書ではないでしょうか。書いたことがない？　まだ研修医の皆さんにはそういう書類は回ってこず，上の先生が書いているのかもしれませんね。ただ，3年目以降は書く機会が大幅に増えますので，簡単に説明しておきます。

　疾病診断書に記載すべき事項としては，患者情報（氏名，性別，生年月日，年齢），傷病名，罹患部位，手術や実施処置などがあります。診断書の根拠はカルテの記載になるので，きちんとカルテを書いている皆さんは困ることがありません。

　治療の必要性を具体的に記載し，通院・入院加療，療養期間（●年■月▲日から○日間の通院加療を要する見込みである，など）を必ず記載します。改ざん防止のため，最後に「以下余白」などと記載することが多いです。

　医師は，「診察若しくは検案をし，又は出産に立ち会った医師は，診断書若しくは検案書又は出生証明書若しくは死産証書の交付の求めがあった場合には，正当の事由がなければ，これを拒んではならない」（診断書発行義務，医師法第19条第2項）ので，患者さんから申し出があった場合は必ず対応しましょう。

　もちろん，患者さんの無理な要望に従う必要はありません。虚偽，改ざん，隠匿などの報告を行った場合，刑事・民事・行政処分が下されることがあります。毅然とした態度で，でも親切に，カルテ記載をもとに事実を記載しましょう（忖度は必要ありません）。

　作成依頼があってからどれくらいまでに記載しないといけないのか，調べた限りでは明確な規定を確認できませんでした。もちろん，依頼当日に慌てて記載する義務はありませんし，記載ミスがあってもいけないので，7〜10日程度を目安に対応したいところですね。ただ，学校や職場に出さないといけない書類は早めに記載してあげないと困るでしょうし，診断書をもとに給付される保険金を入院費用などに充てている方も多いので，可能な範囲で早めに対応しましょう。

　くれぐれも書類の山に埋もれて紛失するなんてことがないように，気をつけましょう！

入院診療計画書

　診療に関する諸記録の一つで，基本的に入院患者全員に交付されるものです。医療法で義務づけられているほか，入院基本料の算定要件でもあり，皆さんが思っている以上に非常に重要な書類です。

　入院診療計画書は決して医師だけで作るわけではありません。厚生労働省の通知では，医師，看護師やその他の関係職種が共同して総合的な診療計画書を策定することが求められています[3]。

　基本的には患者さんに計画書の内容を説明し，文書を交付し，その写しをカルテに貼付することになっていますが，説明が理解できないと認められる患者さん（小児，意識障害患者など）については家族に説明してもよいことになっています[3]。

　時折，「予想（推定）される入院期間」の欄の記載で困っている人を見かけますが，指導医にすぐ確認できるならそれがいいでしょうし，何らかの事情で難しい場合は，疾患から予想される期間を同僚や先輩に聞いて記載すればいいと思います。あくまで入院時に予想されるものですから，その後変更になっても書類上は問題ありません。ただ，患者さんは結構この期間を覚えていて，計画書から大きく違ってくると「予定と違うよ」と言われることがたまにあります。その場合は事情をきちんと説明して理解してもらうように努めればよいでしょう。

　入院診療計画書に関して大事なのは，入院後 7 日以内に作成することです。後でやろうと思うと忘れるので，できれば入院日にまとめてやってしまう習慣をつけるのがよいかなと思います。

医療要否意見書

　生活保護受給者数は2021年現在約204万人で，近年は減少傾向がみられます。生活保護は社会のセーフティネットであることから，医療機関は「懇切丁寧に被保護者の医療を担当しなければならない」（生活保護法第50条第 1 項）とされています。その一方，頻回の受診が問題となるケースでは適正化のために受診指導が行われます。

　生活保護の扶助には 8 種類あります（生活扶助，教育扶助，住宅扶助，医療扶助，介護扶助，出産扶助，生業扶助，葬祭扶助）。これらの大部分は現金によって給付されますが，「医療扶助」「介護扶助」など例外的に現物支給されるものもあります。このうち，医療扶助を受ける必要があるか否かの判断材料になるのが医療要否意見書です。

　必要ありと判断されると「医療券」が要保護者（生活保護を受ける人）に給付されます。要保護者は指定医療機関（生活保護法に基づく指定で，医療扶助による医療を担当する機関）を受診するときにこの医療券を提示することで，自己負担なしで診察を受けることができるようになります。前置きが長くなりましたが，あまり学校で習うことのない社会の仕組みなので少し詳しく話してみました。

　医療要否意見書の作成自体はそれほど手間のかかるものではありませんが，件数が多い地域ではそれなりの負担になるかもしれません。作成時に気をつけるべきは，入院外なのか入院なのか，また期間をどうするかです。入院であれば日数を計算して書けば済みますが，外来の場合は治療見込み期間を判断のうえ，6カ月を限度として記載します。

　医療要否の判断は，もちろん医学的な判断になります。

感染症に関する届け出書類

　国家試験でも習ったけれど，記憶の彼方へ行っている人も多いであろう感染症の届け出書類。Lesson 1（p. 5）でも簡単に触れましたが，実際に書く可能性があるのはレジオネラ肺炎，結核，麻疹，梅毒，腸管出血性大腸菌感染症，そして新型コロナウイルス感染症などでしょうか。新型コロナウイルス感染症は2022年9月26日から全数把握が見直され，2023年5月8日からは5類になります。

　書類の具体的な書き方については指導医の先生に直接教えてもらったほうがよさそうなので，ここでは簡単なまとめだけ示しておきます（表2）。

「レセプト」の仕組みを教えて！

　ここからはカルテの書き方どころか，医療文書でもなく，脱線に脱線を重ねてしまい

表2 感染症法に基づく感染症の分類

	該当する主な感染症	実施できる措置
1類	エボラ出血熱，痘そう（天然痘），ペスト，クリミア・コンゴ出血熱など	・入院 ・消毒など ・交通制限が可能
2類	ポリオ，重症急性呼吸器症候群（SARS），結核，中東呼吸器症候群（MERS），鳥インフルエンザ（H5N1）など	・入院 ・消毒など
3類	腸管出血性大腸菌感染症，コレラ，細菌性赤痢，腸チフスなど	・就業制限 ・消毒など
4類	E型肝炎，A型肝炎，黄熱，狂犬病，マラリア，デング熱など	・消毒など
5類	インフルエンザ（鳥インフルエンザ，新型インフルエンザを除く），梅毒，麻疹，風疹など	・発生動向調査
指定感染症	なし[*1]	・1〜3類に準じる
新型インフルエンザ等感染症	新型コロナウイルス感染症[*2]	

＊1：新型コロナウイルス感染症は2020年2月に指定感染症となったが，2021年2月に「新型インフルエンザ等感染症」に変更された。
＊2：2023年5月8日から5類に変更。

ますが，病院で作成する書類に関してレセプト（診療報酬明細書）は外せません。

　初期研修医のときは記載・確認する機会がほとんどありませんが，後期研修医くらいになると急に回ってきて，「どうしたらいいの？」と困っている人をたくさん見てきたので，簡単に説明したいと思います。

1.　保険診療とレセプト

　わが国の医療制度では，保険料を支払うことで保険証を交付してもらった患者さんが医療機関を受診し保険診療を受けたとき，料金（診療報酬）の一部を医療機関に支払います。そして，医療機関は審査支払機関に対して，診療報酬を請求するためレセプトを提出します（図2）。

　審査支払機関では診療報酬請求書とレセプトの内容を確認し，問題がなければ健康保険組合や共済組合，市区町村などに診療報酬を請求します。そして健康保険組合などは，審査支払機関からの請求に応じ，審査支払機関を通じて医療機関に対して診療報酬を支払うという仕組みになっています。審査支払機関には，社会保険診療報酬支払基金（社保：しゃほ）と国民健康保険団体連合会（国保：こくほ）があります。

　レセプトに間違いがあったり過剰あるいは不必要に請求したりしてしまうと，医療機関に適正な診療報酬が支払われませんので，厳密にチェックする必要があります。ただ，その量は膨大なため，まずは「レセコン（レセプトコンピュータ）」でスクリーニングをかけ，次に医療事務の職員が点検して（いわゆるレセプト業務），気になるところを医師

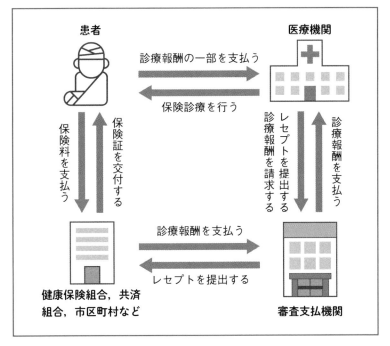

図2　わが国の保険診療の仕組み

にチェックしてもらうようにしています。

2. 普段から病名を記載するようにしよう

　レセプトを審査支払機関に提出する締切は毎月10日なので，入院レセも外来レセもその直前にまとめてやってきます。その時期は医師も忙しくなりますが，医療事務さんはめちゃくちゃ忙しいらしいです（深夜，休日残業になることもまれではない (*_*)）。なので，文句を言わずに協力しましょう！

　この時期の医師の業務量を減らすためにはどうしたらいいのでしょうか？　答えは簡単！　普段から病名を漏れなく記載しておけばよいのです。どのみち後期研修医以降はしなくてはいけないのだから，初期研修医のときから「検査や治療をしたら病名をつける」習慣を身につけておくと，後でとっても助かりますよ。

　レセプトの記載内容に誤りがあると，審査支払機関からレセプトを差し戻されたり（返戻：へんれい），診療報酬点数を減点されたり（減額査定）することがあります。そうならないように，以下のような場合には，診療行為の正当性をあらかじめ説明するためのレセプトの補足資料として，症状詳記の作成を依頼されることがあります。

- ●高額（高点数）のレセプト
- ●過去の経験則により，返戻や査定で指摘されることが事前に予測できているもの
- ●診療報酬上，「医学的に必要な理由」の記載が必須となっているような材料・手技
- ●傷病名などだけでは診療内容の説明が不十分と思われる場合

　医療費が高額になったときは，まず症状詳記の作成がマストですね。保険請求できないと病院にとって大きな損失になりますから，丁寧に経過をサマライズする必要があります。特にCT検査を毎月施行した場合は，後から理由を記載するよう求められることがあるので，あらかじめ理由を書いておいたほうが無難かもしれません。

　「何でこんなの書かないといけないのー (￣っ￣)ムゥ」ってならないためにも，仕組みをよく理解しておくことが大切です。でも，ここまで読んでくれた皆さんは，

　「この前"返戻"された症例，頑張って"症状詳記"を書いたら，何とか"査定"されずに
　　通ったよー (^-^)」

　「"社保"で"再審査"かけたけど，やっぱり"査定"されたよ (´・ω・`)」

　などという先輩たちの会話の内容にもついていけそうですね。

　最後に，最も大事なことを一つ。「診療報酬請求の根拠は診療録にある」といわれているように，診療報酬請求の妥当性は，診療録や診療記録によって証明する必要があります。カルテに書かれていない薬剤や検査などを請求したり，症状詳記に書いたりすることはできません[4]。カルテをきちんと書くことは，本当に重要なのです！

死亡診断書は「記名押印」から「署名」の仕組みに

コロナ禍では，三密を避けるためにテレワークをしようとしても印鑑を押すため会社に行かなくてはならないといったことが話題になりました。また，印鑑が他人に無断で使われることへの懸念はそれ以前からありました。

現在は電子署名が普及し，いまやペーパーレスが可能な時代になったことなどから，国と経済4団体は2020年7月，「『書面，押印，対面』を原則とした制度・慣行・意識を，デジタル技術の積極活用によって社会全体で転換し，時代の要請に即した行政手続・ビジネス様式を速やかに再構築すべき」との共同宣言を出しました。

医学領域も例外ではなく，同年12月に公布・施行された「押印を求める手続の見直し等のための厚生労働省関係省令の一部を改正する省令」（令和2年厚生労働省令第208号。以下，同省令）により，厚生労働省の関係省令に定められた様式および既存の通達などで定められた様式のうち，**国民や事業所などに押印を求めているものについては押印欄が削除される**ことになりました。

しかし，死亡診断書（死体検案書）は人間の死亡に関する厳粛な医学的・法律的証明であり，必ず医師などが作成したことが担保されていなければならず，**厳密な真正性が求められる**ことから，同省令により，医師法施行規則第20条または歯科医師法施行規則第19条の2に規定される死亡診断書については，医師または歯科医師が**記名押印ではなく必ず署名（電子署名を含む）を行う**ことになりました。署名とは，氏名を自ら手書きすることをいいます。一方，記名とは，自署以外の方法（プリンタ，ゴム印など）で氏名を記載することをいい，押印とは正式の文章とするためにハンコを押すことをいいます。

経過措置として，当面の間は従来の記名押印による死亡診断書も認められましたが，すでに死亡診断書は署名のみになっている病院も多いかと思います。ほかにも「傷病手当金」「出産手当金の支給」「特定疾病の認定の申請」などの書類で同様に署名が必要とされています。思わぬところで新型コロナの副産物が生まれたようですね。

引用文献

1) 厚生労働省：医師臨床研修指導ガイドライン 2020年度版（2020年3月一部改訂）. 2020
2) 厚生労働省医政局政策統括官（統計・情報政策，労使関係担当）：死亡診断書（死体検案書）記入マニュアル 令和5年度版, 2023（https://www.mhlw.go.jp/toukei/manual/dl/manual_r05.pdf）
3) 厚生労働省「基本診療料の施設基準等及びその届出に関する手続きの取扱いについて」（令和2年3月5日保医発0305第2号）
4) 酒巻哲夫, 他・編著：診療録の記載とプレゼンテーションのコツ. メジカルビュー社, p21, 2009

付録1　知って得する略語集

「全科共通の比較的使用頻度の多い略語」と「各診療科で用いる略語」のうち，共通言語としてこれくらいは知っておいてほしいと思われる略語を以下に紹介します。

Lesson 2 で書いたように，略語については一度はフルタームで確認しておきましょう！

●救急関連　急性期治療や人工呼吸器関連では，新しい用語をたくさん覚えなくてはなりません。

略語	欧文	和文
A/C	assist/control	補助／調節換気
Ad	adrenaline	アドレナリン
AKI	acute kidney injury	急性腎障害
Asys	asystole（通称，エーシス）	心静止
CPAP	continuous positive airway pressure	持続陽圧呼吸療法
CMV	continuous mandatory ventilation	持続強制換気
CPA	cardiopulmonary arrest	心肺停止
CPAP	continuous positive airway pressure	持続的気道陽圧法
CPR	cardiopulmonary resuscitation	心肺蘇生法
DNAR	do not attempt resuscitation	蘇生を試みない
DOA	dead on arrival	病院到着時死亡
DOA	dopamine	ドパミン
DOB	dobutamine	ドブタミン
MV	minute volume	分時換気量
NA, NAd	noradrenaline	ノルアドレナリン
NICU	neonatal intensive care units	新生児集中治療室
NSTEMI	non-ST elevation myocardial infarction	非ST上昇型急性心筋梗塞
PCV	pressure control ventilation	従圧式調節換気
PICU	perinatal intensive care units	周産期集中治療室
ROSC	return of spontaneous circulation	心拍再開
SIMV	synchronized intermittent mandatory ventilation	同期式間欠的強制換気
STEMI	ST elevation myocardial infarction	ST上昇型急性心筋梗塞
TV	tidal volume	1回換気量
VCV	volume control ventilation	従量式調節換気

●腫瘍関連　腫瘍学全体で頻用される略語を中心にまとめてみました。

略語	欧文	和文
BSC	best supportive care	ベスト・サポーティブ・ケア
CR	complete response	完全奏効
PD	progressive disease	進行
PR	partial response	部分奏効
PS	performance status	ECOGが定めた全身状態の指標

SD	stable disease	安定
ケモ	chemotherapy	化学療法
メタ	metastasis	転移
ラジ	radiation therapy	放射線療法

●薬剤関連

投与経路

略語	欧文	和文
CVC	central venous catheter	中心静脈カテーテル
div	drip infusion in vein	点滴静脈注射
i.m., IM	intramuscular injection	筋肉内注射
i.v., IV	intravenous injection	静脈注射
p.o., po	per os	経口投与
PICC	peripherally inserted central catheter	末梢挿入型中心静脈カテーテル
s.c., SC	subcutaneous injection	皮下注射

薬剤名

抗菌薬は一般名，医薬品名，略語の 3 つを覚えなくてはなりません。個別の種類については割愛します。

略語	欧文	和文
LTRA	leukotriene receptor antagonist	ロイコトリエン受容体拮抗薬
MTX	methotrexate	メトトレキサート
GE	glycerin enema	グリセリン浣腸
PSL	prednisolone	プレドニゾロン
mPSL	methylpredonisolone	メチルプレドニゾロン
DEX	dexamethasone	デキサメタゾン

●医学俗語 （スラング）

医療界のみで通用する言葉ですが，これがわからないと医師の会話についていけないかもしれません。ドイツ語や和製英語などが多いです。

略語	欧文	和文
アイテル	eiter（独）	膿
アウス	auskratzung（独）	人工妊娠中絶
アグラ	agranulocytosis	無顆粒球症
アッペ	appendicitis	急性虫垂炎，盲腸炎
アテレク	atelectasis	無気肺
アナムネ	anamnese（独）	病歴
アニソコ（リ）	anisocoria	瞳孔不同
アポる	apoplexy る	脳卒中になる
アミトロ	amyotrophic lateral sclerosis（ALS）	筋萎縮性側索硬化症
アンギオ	angiography	血管造影
アンプタ	amputation	肢切断，肢切断手術
エント	entlassen（独）	退院（※Ent とも書く）
エンボリ	embolism	塞栓術

オーベン	oben（独）	上級医師
ガーレ	galle（独）	胆汁
カイザー	kaiserschnitt（独）	帝王切開
カリエス*1	karies（独）	骨組織への結核菌による侵食
クレプス	krebs（独）	がん
コアグラ	coagulant	血液凝血塊
コラテ	collateral flow	側副血行路（※コラテラルとも書く）
シーネ	schiene（独）	副木（そえぎ）
シゾ	schizophrenia	統合失調症
ステル	sterben（独）	亡くなる
ゼク	sektion（独）	病理解剖
ダイセク	aortic dissection	大動脈解離
タキる	tachycardiaる	頻脈になる
ツッカー	traubenzucker（独）	ブドウ糖液
デコる	decompensationる	心不全になる（※代償不全の意味でも使われる）
デブリ	debridement	壊死組織の除去
デプる	depressionる	うつ状態になる
ナート	naht（独）	縫合
ネーベン*2	neben（独）	研修医
ネクる	necrosisる	壊死する
ハルン	harn（独）	尿
パンペリ	panperitonitis	汎発性腹膜炎
フィステル	fistel（独）	瘻孔
ブロンコ	bronchoscopy	気管支鏡
ヘモ	hemorrhoids	痔
ヘルツ	herz（独）	心臓
マーゲン	magen（独）	胃
マルク	knochenmark（独）	骨髄穿刺
マンマ	mammary	乳房
ムンテラ*3	mund therapie	患者への説明
メレナ	melena	黒色便，タール便
ラパロ，ラパ	laparoscopic surgery	腹腔鏡手術
ワゴる	vagal reflexる	迷走神経反射になる
ワッサー	wasser（独）	蒸留水，注射用水

＊1：「骨が腐る」という意味で，乾酪性壊死（えし）による骨質の崩壊現象をいいます。原因は結核における二次感染によるものが大部分なので，今日ではカリエスは骨結核と同義に解されています。

＊2：このほか造語で，上級医師のオーベン（oben）のオーを「大（きい）」に見立て，チューベン（中級医師），コベン（研修医）という言葉を使う人もいます。

＊3：ドイツ語のムント（口）＋テラピー（治療）から派生。インフォームドコンセントと同義語ですが，上から目線の言葉なので最近はあまり使用しないことが多いです。

●感染症　　　略語は知っているけどフルタームが怪しい人もいるのでは？

略語	欧文	和文
AMR	antimicrobial resistance	薬剤耐性
AST	antimicrobial stewardship team	抗菌薬適正使用支援チーム
CRBSI	catheter-related blood stream infection	カテーテル関連血流感染症
GNC	gram negative cocci	グラム陰性球菌
GNR	gram negative rods	グラム陰性桿菌
GPC	gram positive cocci	グラム陽性球菌
GPR	gram positive rods	グラム陽性桿菌
ICT	infection control team	感染制御チーム
IGRA[*4]	interferon-gamma release assay	インターフェロン-γ遊離試験
LTBI	latent tuberculosis infection	潜在性結核感染症
NTM症	nontuberculous mycobacterial infection	非結核性抗酸菌症
PK/PD	pharmacokinetics/ pharmacodynamics	薬物動態/薬力学
TB，Tb[*5]	tuberculosis	結核
TDM	therapeutic drug monitoring	治療薬物モニタリング

＊4：「イグラ」と発音します。QFTやT-SPOTのほうが聞き慣れているかもしれません。結核感染（過去感染を含む）の指標となります。

＊5：日本では「テーベー」，海外では「ティービー」と発音します。

●その他

略語	欧文	和文
CS[*6]	colonoscopy	下部消化管内視鏡検査
EGD(S)[*7]	esophagogastroduodenoscopy	上部消化管内視鏡検査
Fr，F[*8]	French gauge/scale（フレンチスケール）	カテーテルの外径を示す単位
G[*9]	gauge（ゲージ）	注射針の外径を示す単位
MSW	medical social worker	医療ソーシャルワーカー
OT	occupational therapist	作業療法士
PT	physical therapist	理学療法士
ST	speech therapist	言語療法士

＊6：CF（colonofiberscopy）やTCS（total colonoscopy：全大腸内視鏡検査）という用語も用いられます。

＊7：ベテランの先生はGIF（gastrointestinal fiberscopy）と略すこともあります。

＊8：3Frが1mmで，数字が大きくなるほど太くなります。

＊9：数字が大きくなるほど細くなります。

●同音異義の略語　　　診療科によってまったく意味が異なる略語は複数あります。紹介状を作成するときなどは，できる限りフルタームあるいは日本語を用いましょう！

略語	欧文	和文
AD	Alzheimer's disease	アルツハイマー病
AD	atopic dermatitis	アトピー性皮膚炎
AS	aortic stenosis	大動脈弁狭窄症
AS	ankylosing spondylitis	強直性脊椎炎

ASD	atrial septal defect	心房中隔欠損症
ASD	autism spectrum disorder	自閉症スペクトラム障害
CMV	cytomegalo virus	サイトメガロウイルス
CMV	continuous mandatory ventilation	持続強制換気
CRT	cardiac resynchronization therapy	心臓再同期療法
CRT	chemoradiotherapy	化学放射線療法
DM	diabetes mellitus	糖尿病
DM	dermatomyositis	皮膚筋炎
eGFR*10	estimated glomerular filtration rate	推算糸球体濾過量
EGFR*10	epidermal growth factor receptor	上皮成長因子受容体
GBS	Guillain-Barré syndrome	ギランバレー症候群
GBS	group B streptococcus	B群溶血性連鎖球菌
ICD	international classification of diseases	国際疾病分類
ICD	implantable cardioverter defibrillator	植込み型除細動器
ICD	infection control doctor	感染制御医
MM	malignant melanoma	悪性黒色腫
MM	multiple myeloma	多発性骨髄腫
MR	mitral regurgitation	僧帽弁閉鎖不全症
MR	medical representatives	医薬情報担当者
MR	measles/rubella	麻疹／風疹（※MRワクチン）
PD	pancreaticoduodenectomy	膵頭十二指腸切除
PD	peritoneal dialysis	腹膜透析
PD	Parkinson's disease	パーキンソン病
PD	panic disorder	パニック障害
PD	progressive disease	進行
PE	pulmonary embolism	肺血栓塞栓症
PE	plasma exchange	血漿交換
PS	performance status	ECOGが定めた全身状態の指標
PS	pressure support	プレッシャーサポート*11
RA	rheumatoid arthritis	関節リウマチ
RA	room air	室内空気（ルームエア）

*10：アクセントが違います。「eGFR」はイー・ジーエフアールと区切って，「e」を強調します。

*11：自発吸気の時間内に，あらかじめ設定された圧で吸気を補助することです。

付録2　知っておきたい, カルテに関する法的根拠

　国試の時には間違いなく覚えたであろう医師法（テストに出る部分だけかな？）。診療録関連の事項についても, きちんと法律で定められていますね。改めて確認しておきましょう。

●診療録を書くことは法律で定められている。

医師法第24条第1項
医師は, 診療をしたときは, 遅滞なく診療に関する事項を診療録に記載しなければならない。
保険医療機関及び保険医療養担当規則第22条
保険医は, 患者の診療を行った場合には, 遅滞なく, 様式第1号又はこれに準ずる様式の診療録に, 当該診療に関し必要な事項を記載しなければならない。
医師法第33条の3
次の各号のいずれかに該当する者は, 50万円以下の罰金に処する。 　1　第6条第3項, 第18条, 第20条, 第21条, 第22条第1項又は第24条の規定に違反した者（第2号以降略）

 ▶書くのは義務で, 書かないと罰金が科せられることがあるよ。

●診療録や療養の給付に関わる書類は, 保存義務がある

医師法第24条第2項
前項の診療録であって, 病院又は診療所に勤務する医師のした診療に関するものは, その病院又は診療所の管理者において, その他の診療に関するものは, その医師において, 5年間これを保存しなければならない。
保険医療機関及び保険医療養担当規則第9条
保険医療機関は, 療養の給付の担当に関する帳簿及び書類その他の記録をその完結の日から3年間保存しなければならない。ただし, 患者の診療録にあっては, その完結の日から5年間とする。
保険医療機関及び保険医療養担当規則第8条
保険医療機関は, 第22条の規定による診療録に療養の給付の担当に関し必要な事項を記載し, これを他の診療録と区別して整備しなければならない。

 ▶実施日ではなく, 完結日からカウントされるところに注意が必要。

●守秘義務がある

刑法第134条
医師，薬剤師，医薬品販売業者，助産師，弁護士，弁護人，公証人又はこれらの職にあった者が，正当な理由がないのに，その業務上取り扱ったことについて知り得た人の秘密を漏らしたときは，6月以下の懲役又は10万円以下の罰金に処する。

医療法第86条
第5条第2項若しくは第25条第2項若しくは第4項の規定による診療録若しくは助産録の提出又は同条第1項若しくは第3項の規定による診療録若しくは助産録の検査に関する事務に従事した公務員又は公務員であった者が，その職務の執行に関して知り得た医師，歯科医師若しくは助産師の業務上の秘密又は個人の秘密を正当な理由がなく漏らしたときは，1年以下の懲役又は50万円以下の罰金に処する。

 ▶医療従事者によるSNSを通した情報漏えいの事例が報告されています。今こそ「守秘義務」について深く考えてみて下さい。

●診療録に記載すべきことは決まっている

医師法施行規則第23条
診療録の記載事項は，左の通りである。 　1　診療を受けた者の住所，氏名，性別及び年齢 　2　病名及び主要症状 　3　治療方法（処方及び処置） 　4　診療の年月日

 ▶『診療情報の記録指針2021』[1] では，患者基本情報の性別についての注釈に，「※性的多様性を有する患者の性別については，医学的・生物学的観点から診断・治療を適切に実施する必要があることから，原則として戸籍上の性別とする。ただし，患者の価値観，及び個人の権利を尊重する観点から，当該患者から申し出がある場合は，その性別，及び通称名を特記事項として付記する」と明記されています。

引用文献

1）日本診療情報管理学会：診療情報の記録指針2021．P8，2021（https://jhim-e.com/pdf/data2021/recording_guide2021.pdf）

●免許，試験について

医師法第1条

医師は，医療及び保健指導を掌ることによって公衆衛生の向上及び増進に寄与し，もって国民の健康な生活を確保するものとする。

医師法第2条

医師になろうとする者は，医師国家試験に合格し，厚生労働大臣の免許を受けなければならない。

医師法第11条

医師国家試験は，次の各号のいずれかに該当する者でなければ，これを受けることができない。

　　1　大学において，医学の正規の課程を修めて卒業した者

　　2　医師国家試験予備試験に合格した者で，合格した後1年以上の診療及び公衆衛生に関する実地修練を経たもの

　　3　外国の医学校を卒業し，又は外国で医師免許を得た者で，厚生労働大臣が前2号に掲げる者と同等以上の学力及び技能を有し，かつ，適当と認定したもの

 ▶みなさんは，"医師国家試験"受験資格を持ち（医師法第11条），"医師国家試験に合格し，厚生労働大臣の免許を受け"た（同第2条）ので，これからは，"医療及び保健指導を掌ることによって公衆衛生の向上及び増進に寄与し，もって国民の健康な生活を確保する"（同第1条）のですね（くどいかな？）

●医師の業務

医師法第23条

医師は，診療をしたときは，本人又はその保護者に対し，療養の方法その他保健の向上に必要な事項の指導をしなければならない。

 ▶当たり前といえば当たり前ですが，きちんと患者さんに説明をし，正しい療養方法や生活指導を行うことは大事ですよね。指導内容をカルテに記載することも忘れずに！

索 引

Profile

牧野　英記
Makino Hideki

■1976年徳島県生まれ。2000年高知大学医学部を卒業，徳島大学呼吸器膠原病内科へ入局。四国の関連病院を回り，2007年から現在の松山赤十字病院へ3年間勤務。思うところがあって2010年より亀田総合病院呼吸器内科へ転勤。青島正大先生に師事し，臨床研究や研修医教育の楽しさに目覚めました (≧▽≦)。

2013年より，「呼吸器診療の楽しさを伝え，四国の呼吸器内科医を増やしたい」という想いから再び松山赤十字病院へ転勤し，呼吸器内科とICDの仕事をしています。

大学時代は（あまり勉強はせず・笑）ラグビー部で青春を謳歌しましたが，今は院内のソフトテニスチームで，ボールやお酒を介して（？）チーム医療を学んでいます。

仕事が終わったら，自宅でワンコ（ラブラドール）を愛でています。美術館でのんびり過ごすのも好きです。

■主な資格
専門医：日本内科学会認定内科医・総合内科専門医，日本呼吸器学会専門医・指導医，日本呼吸器内視鏡学会気管支鏡専門医・指導医，日本感染症学会専門医，インフェクションコントロールドクター（ICD），がん治療認定医
役職等：日本結核病学会中国四国支部幹事

■現在取り組んでいること
自分が研修医のときに教えてもらってよかったことは続け，こうしてもらえたらもっと嬉しかったかもということを常に考えながら，研修医指導をしています。指導の際には研修医が理解しやすいように，「難しいことでもわかりやすく伝える」ことに留意しています。逆に若い先生からの質問や疑問から，臨床研究につながるヒントをもらうこともあり，感謝しています。ともに成長のできる"win-win"の関係になれたらいいなと思っています。

呼吸器分野においては，愛媛県の呼吸器関連施設のメンバーで協力して，若手医師向けの勉強会「にきたつカンファレンス」を年に2回開催しています。この勉強会では学生・研修医が主役となれるようサポートしたり，スライドや動画を駆使して，レクチャーや体験学習をしたりしています。

「カルテの書き方」については，松山赤十字病院の初期臨床研修医向けに開催している院内のモーニングレクチャーで年1回講義しています。

●にきたつカンファレンス
（愛媛大学大学院循環器・呼吸器・腎高血圧内科学講座）

●モーニングレクチャー
（日本赤十字社 松山赤十字病院HP
初期臨床研修医　研修レポート）

伝わるカルテ
Before & Afterで書き方のコツがわかる

定価　本体3,000円（税別）

2023年 5 月10日　発　行

著　者　　牧野 英記

発行人　　武田 信

発行所　　株式会社　じ ほ う

101-8421　東京都千代田区神田猿楽町1-5-15（猿楽町SSビル）
振替　00190-0-900481
＜大阪支局＞
541-0044　大阪市中央区伏見町2-1-1（三井住友銀行高麗橋ビル）
お問い合わせ　https://www.jiho.co.jp/contact/

©2023　　　　　　　　　　　　組版　スタジオ・コア　　印刷　中央精版印刷(株)
Printed in Japan

ISBN 978-4-8407-5513-9